Guapa por dentro, feliz por fuera

MIRIAM LLANTADA

Guapa por dentro, feliz por fuera

Grijalbo

ÍNDICE

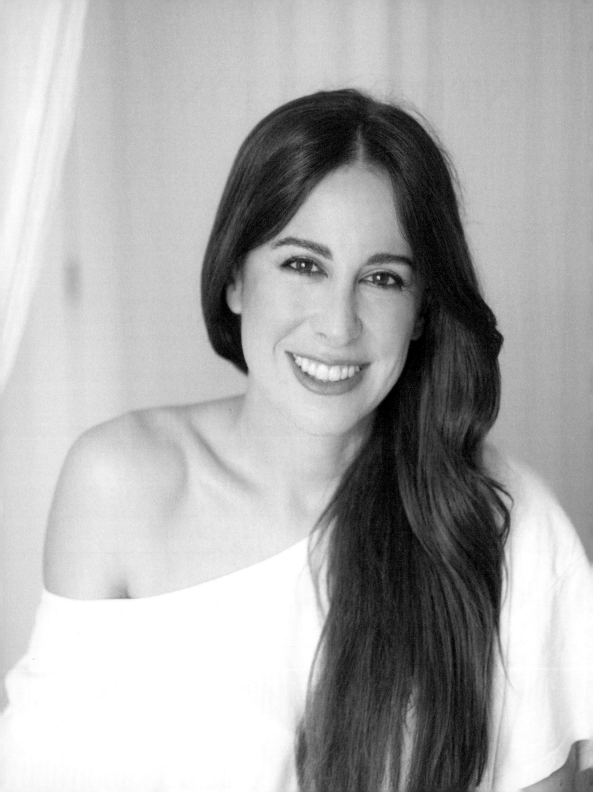

INTRODUCCIÓN

Querida lectora: es muy posible que hayas llegado a este libro a través de mi canal de YouTube, quizá te lo haya recomendado alguna amiga o incluso puede que el libro te haya encontrado a ti desde los estantes de alguna librería. En cualquier caso, si tu curiosidad y tu espíritu de búsqueda te dicen que tu nivel de bienestar, tanto interior como exterior, puede aumentar para que disfrutes la vida con plenitud, desde un lugar más tranquilo, de manera auténtica y consciente, sean cuales sean tus circunstancias, te invito a sumergirte en esta lectura. En este libro te proporcionaré las claves para que emprendas un viaje personal en el que puedas reconectar con tus necesidades reales, satisfacerlas y vivir una vida más fácil, más agradable y más feliz.

Se calcula que la especie humana actual habita el planeta desde hace unos 350.000 millones de años y, sin embargo, tras muchos siglos de supervivencia, nos afligen los mismos pesares: la soledad, la falta de autoestima, la depresión, el miedo al rechazo, la frustración, la angustia. A estos hay que sumarles los sufrimientos inherentes a la condición humana: las enfermedades, las pérdidas, el abandono. Todos ellos formarán, inevitablemente, parte de nuestra vida. Además de esto, tras la Revolución Industrial surgió una nueva pandemia: el estrés y la ansiedad generalizada. Afectan a toda la especie humana, pero, más aún, a las mujeres. Nuestros quehaceres diarios se han multiplicado tras nuestra incorporación al mercado laboral y esto hace que suframos estrés, ansiedad, frustración y que tengamos menos tiempo y espacio en nuestra vida para conectar con nuestras necesidades reales y cuidarnos emocional y físicamente, y trabajar en nuestro bienestar.

Es fácil imaginar que, durante siglos, en este mundo tan convulso, la búsqueda del bienestar se relegó a un segundo plano en favor de algo más urgente: la supervivencia. Pero hoy en día la supervivencia en el primer mundo está bastante garantizada.

Hoy contamos con mucha información científica sobre las causas de nuestro «bienestar» o «malestar». La neurociencia va descubriendo las claves que nos hacen sentir seguras y felices desde la infancia hasta las edades más avanzadas.

Por otro lado, en medios como la televisión, las revistas, las redes sociales, el cine y la publicidad en general, la belleza física, sobre todo la femenina, sigue teniendo demasiada importancia. Nos muestran que «ser bella» según ciertos cánones es algo fundamental para ser felices, que nos acepten y tener éxito en la vida. Esto podría parecer banal, pero está muy enraizado en nuestro inconsciente colectivo: durante siglos, el papel de la mujer en la vida social era pasivo; los hombres tomaban las decisiones mientras las mujeres no podían trabajar, crear sus propias empresas ni heredar o manejar bienes económicos. Así, dependían de su atractivo para la supervivencia y, por ello, que las consideraran «bellas» implicaba poder casarse y sobrevivir. Si ningún hombre les proponía matrimonio, pocas opciones tenían de salir adelante.

Por suerte, y gracias al esfuerzo de nuestras antepasadas, que lucharon por nuestros derechos, la situación ha cambiado y la mayoría de las mujeres en el mundo occidental podemos ser dueñas de nosotras mismas. Sin embargo, aún queda un poso exagerado sobre la supuesta importancia de la «belleza femenina» y todavía se nos exige un nivel de belleza superior al de los hombres. Por poner un ejemplo, todas conocemos presentadores de televisión hombres que no son atractivos físicamente y, en cambio, la gran mayoría de las mujeres que aparecen en televisión son grandes bellezas. Las que somos feministas nos quejamos muchas veces de esta desigualdad. Por otro lado, también creo que esto tiene un trasfondo; es decir, una veneración profunda a la mujer, un «ponerla en un pedestal», «adorarla», «desearla» como algo inalcanzable. Esto nos lleva a las cantigas del rey Alfonso X el Sabio del siglo XIII, en las que se idealizaba a la mujer como un ser perfecto, objeto de admiración y deseo, y, a la vez, inalcanzable.

En la actualidad, también encontramos debates sobre si esas imágenes tan bellas

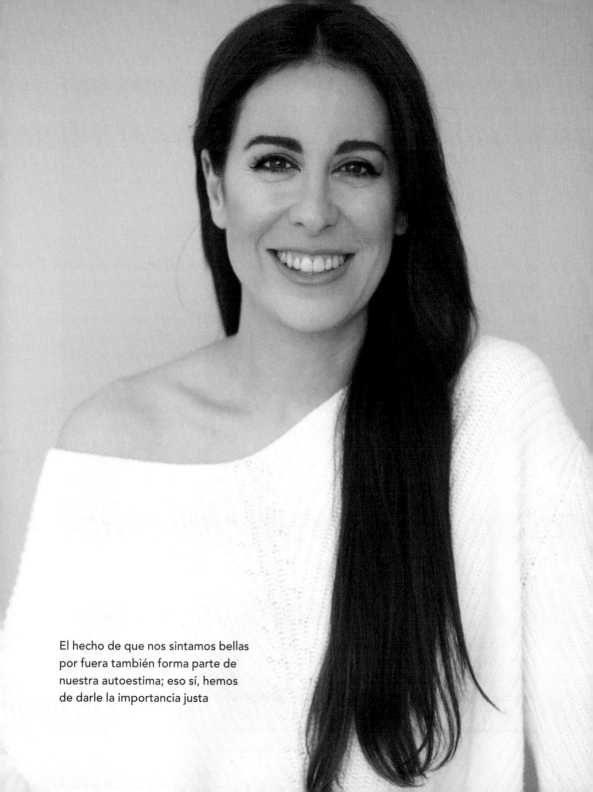

El hecho de que nos sintamos bellas
por fuera también forma parte de
nuestra autoestima; eso sí, hemos
de darle la importancia justa

frute. Vernos bien y sentirnos sanas y guapas nos gusta, y esto es muy importante para nuestra autoestima. La clave está en cómo conseguirlo. Debemos tener unas expectativas realistas y adaptadas a nuestra personalidad, que se mantengan fieles a quienes somos y a nuestros rasgos familiares, potenciar y apreciar lo que es natural en nosotras mismas, en vez de copiar la tendencia del momento e imitar a otras (el llamado «efecto Kardashian»). De cómo podemos potenciar nuestra belleza y del cuidado de la piel hablaré en los capítulos 4, 5 y 6.

Desde la antigüedad clásica, diferentes filósofos han aportado sus ideas sobre la vida, el mundo y la realidad. Otros han creado teorías sobre los problemas de salud y las enfermedades, y así se asentaron las bases de la medicina moderna desde Hipócrates hasta Paracelso, en la Edad Media.

Pero no fue hasta la aparición de la obra de Sigmund Freud cuando se profundizó en el bienestar y las necesidades psicoemocionales. La obra de Freud es muy extensa y sus aportaciones a la psicología y la psiquiatría modernas fueron múltiples. A pesar de que fue un autor muy controvertido ya en su época y de que la mayoría de sus teorías no fueron demostradas científicamente, para mí es innegable que su gran contribución fue poner de manifiesto la insatisfacción del ser humano. A partir de su obra surgieron múltiples escuelas terapéuticas con diferentes enfoques de tratamiento. También popularizó conceptos como *ego* (yo), *id* (ello) y *superego* (superyó), así como el término «heridas de la infancia». Asimismo, trató la sexualidad y la represión de la sociedad, asuntos que le acarrearon muchas críticas negativas y le granjearon detractores por el puritanismo de la época.

Aunque Freud acaparó toda la fama y pasó a los anales de la historia como el primero en abordar estos temas, también me gustaría mencionar al psicólogo, filósofo y neurólogo francés Pierre Janet, que, a pesar de que era mucho menos conocido que Freud, fue el primero en hablar del inconsciente y del automatismo psicológico que subyace muchas veces en nuestro comportamiento, en su tesis *Automatisme psychologique*, publicada en 1889 en La Sorbona de París. También fue pionero en la disertación acerca de la tan importante y omnipresente «disociación», que abordaremos un poco más adelante. Aún hoy hay dudas sobre quién fue el primero en hablar del «inconsciente», si Freud o Janet; incluso el propio Freud creó un escrito en el que explicaba las diferencias entre su teoría y la de su colega. En cualquier caso, les estoy muy agradecida a ambos por interesarse por el sufrimiento humano y desarrollar estas teorías, que nos dieron mucho que pensar y pie para seguir investigando.

La humanidad tardó siglos en estandarizar e institucionalizar métodos que hoy vemos concretados en la psicología, como el diálogo para tratar el malestar emocional o las psicopatologías, que en la actualidad nos parece tan obvio.

Durante mis años de facultad en la Universidad Pontificia de Salamanca, disfruté muchísimo de todo el conocimiento sobre la mente, el trabajo con pacientes, los estudios de psicofisiología, evaluación, psicología cognitiva, psicoanálisis, terapia familiar, etc. Fueron una fuente de información muy enriquecedora para poder ejercer como terapeuta. A pesar de esto, siempre sentí que me faltaba algo, y fue información acerca de la relación cerebro-emoción-cuerpo y sobre la integración de otros aspectos más espirituales del ser, que en aquella época se consideraban no científicos. Por suerte, gracias a los descubrimientos de especialidades como la neurociencia, los recursos de diferentes disciplinas han ido incorporándose al trabajo psicológico, ya que su efectividad se ha demostrado científicamente. Aún nos falta mucho por conocer, pero ya sabemos que el antiguo trinomio mente-emoción-cuerpo funciona en realidad como un todo unificado e inseparable. Otros descubrimientos, como los relativos al microbioma y su relación con la mente y las emociones, han abierto también un campo amplísimo de actuación.

somático y físico. Hoy encontramos indicaciones como «sé positiva», «alégrate», «piensa en lo bueno», y puede parecer que el bienestar implica estar muy contentas, felices y alegres las 24 horas del día. Esto es lo que algunos llaman «huida hacia la positividad». En realidad, los sucesos de la vida nos llevan a tener emociones, sensaciones físicas o pensamientos que nos producen sentimientos agradables y desagradables. Todos estos sentimientos no son ni buenos ni malos; simplemente, son fundamentales para la supervivencia. Por ejemplo, si voy por la selva y me encuentro una serpiente venenosa, esa sensación incómoda de miedo o incluso terror es lo que va a hacer que salga corriendo y salve la vida. Si estoy en una primera cita y experimento sentimientos de tensión, miedo, culpa, etc., el malestar me indica que algo no va bien y me da a entender que no quiero una segunda cita. Estas emociones, sensaciones y pensamientos son muy importantes y forman parte de una vida emocional sana.

Ahora bien, el malestar crónico provocado por los traumas del pasado, que nos hacen sufrir en el aquí y el ahora, no forma parte del bienestar; debemos trabajarlo para transitar por él hasta que podamos integrarlo y traspasarlo, y que ya no nos haga daño. Negar o intentar reprimir las emociones negativas no nos ayudará a conseguir el bienestar; por eso, los consejos de andar por casa como «anímate», «alégrate», «ríete», «sé feliz», que todos hemos dicho y hemos oído alguna vez, no suelen funcionar. Al contrario, implican no aceptar el estado del otro y no soportar o sostener que el otro esté mal; tampoco contribuyen a integrar y aceptar la realidad que la otra persona está viviendo.

Una persona sana ha de saber gestionar y sostener sus emociones aceptando las agradables y las desagradables. Potenciar lo positivo nos ayudará a crear espacios de tranquilidad, calma y disfrute, pero siempre sabiendo gestionar situaciones y momentos de la vida que no resultan agradables.

Con todo ello, querida lectora, te animo a que, para sacarle un mayor partido a esta lectura, tengas a mano un lápiz y una libreta, para anotar las ideas que vayan surgiéndote, las sensaciones corporales, las ideas que te resulten útiles y los recuerdos que sean importantes para ti. Así, tomarás consciencia tanto de tus necesidades no cubiertas, que están intentando que las satisfagas, como de introyectos o ideas preconcebidas sobre ti, la vida, las relaciones, el mundo, etc., que muchas veces son mandatos familiares y sociales que te limitan en tu día a día. También la información necesaria para crear una rutina de cuidados físicos que te haga más fácil el mantenimiento de la salud y la belleza de la piel. Con estas herramientas, podrás crear tu plan de acción para mejorar tu nivel de bienestar y sentirte guapa por dentro y por fuera.

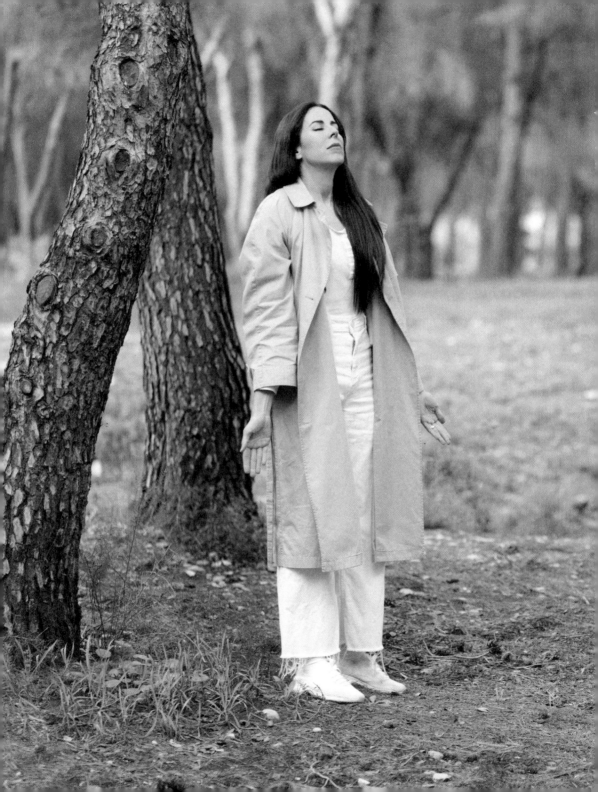

1. CONOCE TUS NECESIDADES

generar problemas en nuestras relaciones, ya que, en lugar de pedir directamente lo que necesitamos, podemos tratar de manipular a las personas inconscientemente y crear hábitos de conducta y relación dañinos.

Desde que nacemos, estamos en contacto directo con nuestras necesidades y son las que nos permiten sobrevivir: cuando tenemos hambre o necesitamos cariño y atención, lloramos, y esto funciona a la perfección. Nuestros padres son nuestra fuente de seguridad cuando somos niños y sin ellos no podemos sobrevivir. Con el proceso de socialización, nuestros padres y la cultura casi siempre han querido modelarnos a su gusto para que encajemos en los estándares de lo aceptable. Por eso, muchas veces, en la infancia, nos encontramos ante la necesidad de tomar decisiones dificilísimas: ¿yo o mis padres? ¿Cumplo mi necesidad renunciando a lo que mis padres quieren o renuncio a mis necesidades para poner sus exigencias por encima de las mías y me aseguro la supervivencia? Dado que los humanos somos tan dependientes de nuestros padres o cuidadores, muchas veces hemos renunciado a nuestras necesidades para cumplir sus demandas y ser «la hija X». En la mayoría de los casos, hicimos lo que pudimos con nuestras necesidades con tal de sobrevivir: acallarlas, ignorarlas y, en honor a Freud, diré que reprimirlas, para anteponer las exigencias sociales o de nuestros padres y ser aceptados. En este capítulo, profundizaremos en algunas teorías acerca de las necesidades y los resultados de las investigaciones científicas relativas al funcionamiento del cerebro y las emociones, que están poniendo de manifiesto qué cosas nos hacen sentir seguros y felices desde la infancia y nos llevan a tener un equilibrio físico, mental y social; los tres son ejes fundamentales del bienestar.

Siguiendo con el tema de las necesidades, ¡cómo no mencionar a Abraham Maslow!, psicólogo estadounidense, archiconocido por su teoría de la jerarquía de las necesidades humanas, que explica en su famosa pirámide. Fue el primero, que yo sepa, que se interesó por el estudio de las personas saludables, ya que consideraba que en su época ya había demasiados psicólogos y psiquiatras que se centraban en las enfermedades mentales. Maslow, a partir de sus estudios, creó la pirámide de necesidades humanas. Desde mi punto de vista, y según la información que tenemos hoy, se equivoca en la manera de organizar las prioridades, pues los estudios de apego han demostrado que los niños necesitan el apego y la seguridad de sus cuidadores tanto o más que la comida, que era lo que Maslow consideraba como una necesidad más básica que las necesidades sociales, y que ponía en el tercer nivel de la pirámide. Aparte de esto, su aportación me parece importante porque

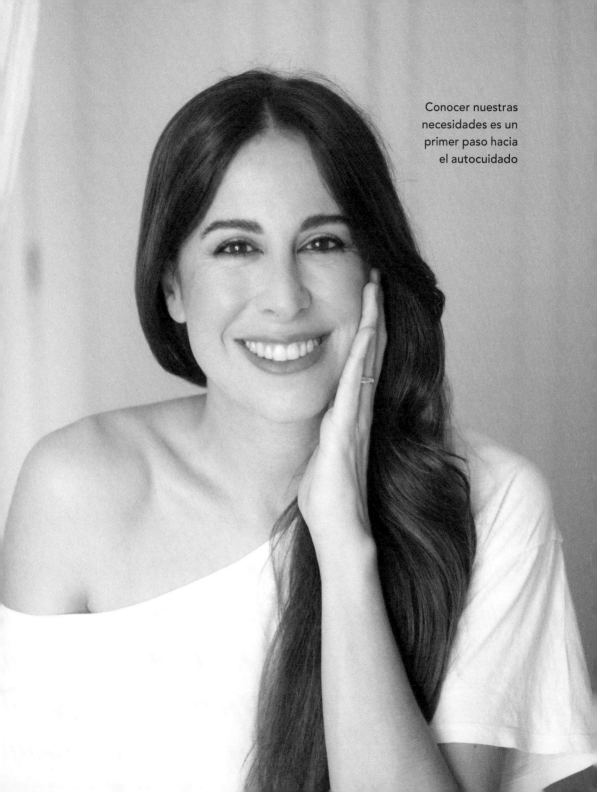

Conocer nuestras
necesidades es un
primer paso hacia
el autocuidado

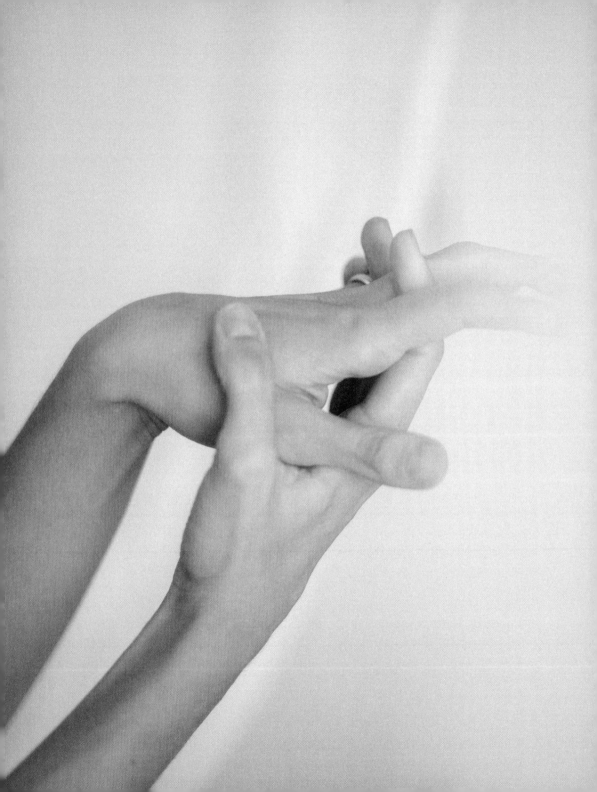

colegios para el trabajo con las emociones, lo relacional, etc. Esperemos que en un futuro no muy lejano todos estos aspectos estén totalmente integrados en nuestra cultura, igual que los más mentales y racionales.

Otra cosa muy curiosa que aportó el cristianismo es el hecho de que, según sus doctrinas, los humanos nunca podremos llegar al nivel de santidad o perfección moral de Dios, la Virgen o Jesucristo; en cambio, en el budismo la idea fundamental es que cualquier persona es en potencia un buda; es decir, podemos llegar a alcanzar la budeidad a pesar de que, potencialmente, sea posible que conectemos con cualquiera de los diez estados, los más sanos y los menos sanos. Todo depende de qué estados reforcemos en nuestro día a día. Esta es una idea que nos llena de poder personal y que me pareció brillante cuando la leí en un libro de Alejandro Jodorowsky. En mi opinión, ese mensaje que subyace a nuestra cultura, de estar «manchados por el pecado» y de que hay partes nuestras que son rechazables, nos ha puesto durante siglos un freno cultural a la hora de aceptar, respetar y satisfacer nuestras necesidades y buscar el bienestar. Quizá muchas de vosotras penséis que nos sois personas religiosas y que esto no os afecta, pero, como dijo Jung, existe un inconsciente colectivo que nos afecta a todos de manera subya-cente. Poner en duda estas creencias tan enraizadas nos da libertad para decidir qué pensar sobre la legitimidad religiosa de nuestras necesidades y nos ayuda a re-colocarnos.

Cuando comencé a meditar, fui consciente de hasta qué punto estos cuatro centros son importantes y de que me enviaban mensajes claros sobre cómo me encontraba en cada momento. Empecé a ponerme en el lugar del observador y vi que, cuando ponía atención en mi cuerpo, este me hablaba y me decía cosas sobre cómo se encontraba, qué partes necesitaban más atención, etc. Lo mismo en lo que respecta a mis pensamientos, emociones y sensaciones corporales; me ayudó mucho a comprender lo que hoy en día la neurociencia ya ha demostrado científicamente: que no podemos separar mente, cuerpo y emoción, ya que están interrelacionados, y que la satisfacción de nuestras necesidades tiene vertientes en los tres ámbitos, que crean una sensación de bienestar, equilibrio e integración. La interconexión entre ellas es evidente. Un pensamiento pone en marcha ciertos circuitos neuronales que nos hacen sentir emociones; a la vez, sentimos esa emoción en el cuerpo. ¿En qué otro sitio podemos experimentar una emoción sino en las entrañas, en el estómago, en la garganta, en la respiración? Sentimos las emociones en el cuerpo. Lo mismo ocurre con lo que nos produce bienestar, pues no es posible

por suerte trasnochados, como «histeria», su disertación sobre el ciclo de necesidades me parece muy interesante. A este ciclo también lo llama «el ciclo de la experiencia». Según él, cada una de nuestras necesidades pasa por seis fases para que podamos satisfacerla de una manera sana:

1. Fase de la **sensación física**, en la que nuestro cuerpo empieza a tener una sensación, por ejemplo, «notamos la boca seca».

2. **Tomamos conciencia de la necesidad** a nivel mental: por ejemplo, nos damos cuenta, conscientemente, de que «tenemos sed».

3. **Nos energizamos**; es decir, cogemos la fuerza necesaria para realizar la acción siguiente. Por ejemplo, pensamos: «Voy a ir a la cocina a beber agua».

4. Pasamos a la **acción** para poder satisfacer esta necesidad; en este ejemplo, vamos a la cocina, cogemos un vaso, abrimos el grifo y llenamos recipiente de agua.

5. Fase de **contacto** para la satisfacción, en la que tomamos contacto con el objeto que satisface nuestra necesidad; en este ejemplo, «bebemos el vaso de agua».

6. Fase de **reposo**, en la que ya no tenemos la necesidad; nos encontramos en un estado de descanso antes de que una nueva necesidad asome por el horizonte.

Me parece interesante hablar de estas etapas para poder poner atención en nuestras necesidades diarias y ver si estamos satisfaciéndolas o si, de manera automática, sin darnos cuenta, reproducimos alguno de los siguientes automatismos que «saltan» y nos impiden satisfacerlas de verdad. Hoy en día sabemos que el cerebro automatiza el «lanzamiento» de circuitos neuronales que provocan el «disparo» de ciertas emociones y sensaciones corporales. Para poneros un ejemplo, en caso de estrés postraumático tras un accidente de tráfico, la persona que lo ha sufrido puede sentir miedo al ver la foto de un coche; aunque, objetivamente, esa foto no implique peligro en el presente, su cerebro y, por lo tanto, su cuerpo reaccionan como si hubiera un peligro real. Gracias a la plasticidad del cerebro, podemos transformar estos patrones automáticos, que en la actualidad son dañinos para nosotros y hacen que nos sintamos muy mal, y crear nuevas uniones neuronales; por lo tanto, nuevos hábitos. Podemos hacer lo mismo con la satisfacción de necesidades. De los tratamientos que han demostrado efectividad para ello os hablaré más adelante, en el capítulo 4; por lo pronto, voy a mencionar los mecanismos más frecuentes que, según Zinker, nos impiden cubrir nuestras necesidades:

La **represión**, o podríamos decir **desensibilización**, es el primer mecanismo que describe Zinker en su libro y consiste en el bloqueo que se produce **antes de que nos demos cuenta** de la sensación física que estamos experimentando en ese momento. Implica no sentir. Aporto un ejemplo personal: muchas veces, cuando estaba trabajando delante del ordenador durante horas, al final del día me daba cuenta de que tenía ganas de orinar y ni siquiera había sido consciente de esa necesidad. Cuando me percataba de ello, pensaba: «¿Cómo he podido no darme cuenta?». ¡Imaginad la desconexión con mi propio cuerpo que esto implicaba! Esto es muy habitual en general y, más especialmente, en el género femenino, ya que socialmente se han vilipendiado nuestras necesidades para anteponer las de nuestros maridos o nuestros hijos. Para mí, una de las claves del bienestar personal y social —van juntos, no puede existir el uno sin el otro— está en encontrar el equilibrio respetando las necesidades de todos, pero primero las nuestras. Os pondré un ejemplo que al principio me llamaba la atención: cuando vamos en avión, nos dicen que si saltan las mascarillas por despresurización de la cabina, primero debemos ponérnoslas nosotros y, después, a los niños. En realidad, si no atendemos nuestras necesidades y no las cuidamos, además de no sentirnos satisfechas, les estaremos enseñando a nuestras hijas e hijos a no escuchar sus necesidades y no cuidarse.

La **proyección** es el mecanismo que interrumpe nuestra sensación cuando notamos que tenemos una necesidad, y la proyecta en los demás o en el «otro» si no podemos aceptarla en nosotros, pues, a menudo, se considera socialmente desdeñable. El refrán «Ver la paja en el ojo ajeno y no ver la viga en el propio» habla de este fenómeno.

La **introyección** es otro mecanismo muy habitual, que se produce cuando, aun siendo conscientes de que tenemos una necesidad, no la cubrimos porque hemos interiorizado ideas sobre si esto es adecuado o no. Implica que nos hemos «tragado» ideas o normas sociales sin estar realmente de acuerdo con ellas y repetimos esas «enseñanzas» automáticamente para no ser rechazados, aunque en realidad no nos produzcan satisfacción. Por ejemplo, en el contexto social podemos reprimir un enfado o nuestra ira por no ser socialmente aceptable, o también puede que no nos permitamos descansar porque las mujeres que «se precian» han de estar todo el día trabajando y siendo productivas. O, por ejemplo, saber que tengo que decir que no a algo y no hacerlo por ser políticamente incorrecto. En este caso, por ejemplo, pensar que los hombres no lloran o las mujeres no pueden expresar la rabia. De estas ideas que invaden nuestra vida social y personal hablaremos a fondo en el capítulo 3, «Falacias colectivas».

La **deflexión** se produce entre la acción y el contacto; es decir, tenemos un contacto, pero no es un contacto plena-

vez con nosotros mismos? Parece fácil sentir la conexión con nuestros seres queridos y a la vez estar conectados con un sentimiento de presencia para con nosotras, en el que reconozcamos nuestra individualidad, nos queramos a nosotras mismas y respetemos lo que hay sin querer negar ninguna de nuestras facetas. Pues vamos a ello.

Durante muchos años, leí y escuché la famosa frase «quiérete a ti misma», y yo pensaba «¡Qué bonito! ¡Qué inspirador! ¡Claro que sí! ¡Voy a quererme a mí misma!». Entonces me topaba con la siguiente pregunta: «¿Y eso cómo se consigue exactamente?».

Comencemos por la definición de la RAE, pues creo que es clave para entender la dificultad que tenemos con esto a nivel psicosocial. La RAE define «autoestima» como «valoración generalmente positiva de sí mismo».

Por otro lado, si buscamos el significado de la palabra «estima», la definen como «consideración y aprecio que se hace de alguien o algo por su calidad o circunstancias». Si a esto le soldamos el prefijo «auto», tendríamos una evaluación de nosotros mismos. Y claro, cuando hay una evaluación, los resultados pueden ser positivos o negativos; esto, como dice la definición de «estima», lo hacemos según nuestra «calidad o circunstancias». Cuando hay una evaluación, necesariamente hay una comparación, y aquí podemos usar todo tipo de medidores, como por ejemplo los típicos que, a nivel neurótico, podemos creer que evalúan el valor de una persona, como pueden ser el dinero, el éxito, las notas que tenemos en los exámenes del colegio, si ganamos las carreras del instituto, nuestro nivel de inteligencia u otras como nuestra belleza externa o nuestro grado de atractivo. Para muchas personas, tener autoestima implica tener una imagen muy positiva de uno mismo y creerse el mejor. Recuerdo una célebre frase que dijo un futbolista sobre sí mismo para responder a unas críticas: «Me tienen envidia porque soy guapo, rico y buen jugador». Cuando lo escuché, me quedé impactada y pensé: «¿Y si fueras feo, pobre y mal jugador? ¿Te querrías menos? ¿Tu valor como persona es ese?». Precisamente este jugador se enfada y reacciona de una manera infantil cuando pierde, como un niño pequeño enfurruñado. Esto no es autoestima, y me sabe mal que muchas veces nuestros hijos tengan a personas así como modelos de conducta y que piensen que en la vida ser «rico, guapo y buen jugador» es el objetivo.

Por todo esto, es muy probable que hayamos reprimido partes, «personalidades» que viven dentro de nosotras mismas, que no nos gustan, y que las tengamos en «la sombra». Nos parecen inaceptables y por eso no queremos verlas y no las incluimos como partes válidas. Este es un mecanismo que expuso por pri-

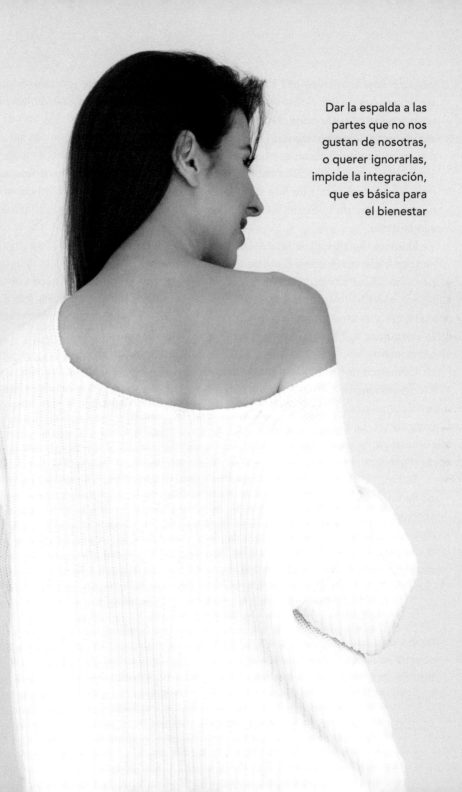

Dar la espalda a las partes que no nos gustan de nosotras, o querer ignorarlas, impide la integración, que es básica para el bienestar

mera vez el psicólogo francés Pierre Janet y puede producirse a distintos niveles. Para conseguir una autoestima sana, lo que yo llamo «autoestima real», es clave aceptar todas esas partes en la sombra que no nos gustan y poder integrarlas, darles su espacio dentro de nosotros mismos y considerarlas parte de nuestro repertorio; así podremos sacarlas a la luz cuando sea necesario. Por ejemplo, si reprimimos la rabia y el enfado porque en nuestra familia o cultura es inaceptable, y cuando nos describimos a nosotras mismas pensamos con orgullo en que somos personas que no se enfadan, estaremos dejando de lado una parte que puede ayudarnos, en muchos casos, a defendernos en situaciones de peligro o a poner límites a personas que nos piden más de lo que en realidad queremos o podemos dar. Pongo este ejemplo porque, en mi experiencia como psicóloga, es algo que les pasa a muchas mujeres: no nos permitimos expresar la rabia y el enfado, o nos sentimos culpables cuando lo hacemos.

Muchas veces pensamos que tenemos una buena autoestima, pero en realidad es una autoestima que yo llamo «ficticia», porque se basa en querer y aceptar al «personaje» que hemos creado. Podemos tener una autoestima, como yo llamo, «prepotente», que nos hace pensar que somos fantásticos y mejores que otros, ya que solo vemos lo que nos gusta y dejamos a un lado lo que nos duele o nos cues-

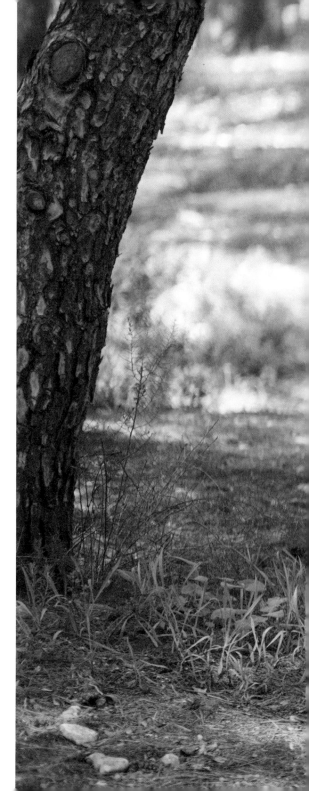

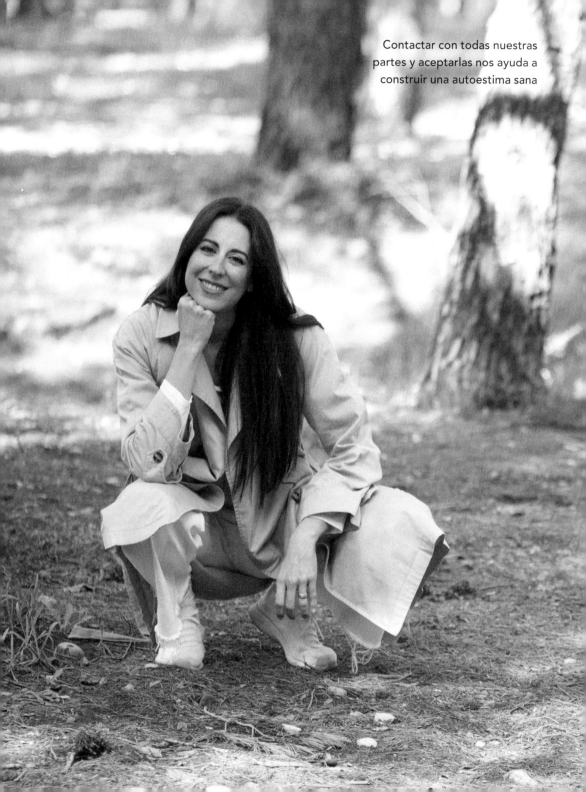

Contactar con todas nuestras partes y aceptarlas nos ayuda a construir una autoestima sana

ta. Nuestra autoestima también puede ser «impotente», si lo habitual es que pensemos que estamos por debajo de los demás, sintiendo que no valemos e identificándonos solo con lo que no nos gusta de nosotros. Ambas son falacias, por lo que integrar las dos partes, nuestros dones y nuestras dificultades, todo lo que vivimos como socialmente más y menos aceptable, nos llevará a encaminarnos hacia una autoestima real o sana, que es la que implica el amor y la aceptación incondicional hacia nosotras mismas.

Estas definiciones oficiales de la autoestima son, por lo general, el reflejo de lo que las personas creemos y usamos a nivel coloquial, pero considero que son parciales y que pueden llevarnos a confusión. Es algo que siempre me ha llamado la atención: veía a personas que decían tener una imagen muy positiva de sí mismas, que presumían habitualmente de diferentes cosas, pero cuando cometían un error o perdían a un juego, se enfadaban muchísimo, negaban su error, culpaban a otros y no eran capaces de aceptarlo. Yo pensaba: «Esto no puede ser autoestima». Es como querer a tu pareja, un familiar o a tus padres solo por sus habilidades o por lo que nos gusta, y rechazar lo que nos gusta menos y negarlo. Incluso hoy existen definiciones que hablan de la valía personal, como si algunas personas tuvieran mayor valor que otras. Por supuesto, todos tenemos diferentes habilidades y si nos ponemos a comparar, todos somos mejores y peores que otros en algo. Todos tenemos nuestros dones y nuestras dificultades o áreas de mejora; esto es una cosa, y la otra es considerar que las personas pueden tener mayor o menor valor. En determinadas situaciones, todos podemos aportar más o menos valor; por ejemplo, si voy a coger un avión, la persona que más importancia tiene para mí en ese momento es el piloto; si van a operarme, el cirujano y las enfermeras, y si necesitamos que la calle esté limpia, el barrendero. Pero cuando, tras su jornada, todos se van a tomar una copa con sus amigos, todos aportan el mismo valor como personas. Esto es interesante, porque la igualdad en sí es un concepto flexible cuya clave radica en el respeto a todas las personas.

Para ilustrar esto, quiero poneros el ejemplo del buda Nichiren Daishonin, que ya en su época fue un pionero. Hablaba del valor incalculable inherente a nuestra vida como humanos y de que todos tenemos una misión única que cumplir. Cuando pensamos en el valor incalculable de cada persona y de nuestra vida, las comparaciones se quedan pequeñas y solo podemos celebrar lo que somos. En lo que respecta a la misión que debemos cumplir, algo que el budismo promulga desde hace siglos, está comprobado a nivel científico que la sensación de tener que cumplir un cometido en la vida es algo fundamental para nuestro bienestar.

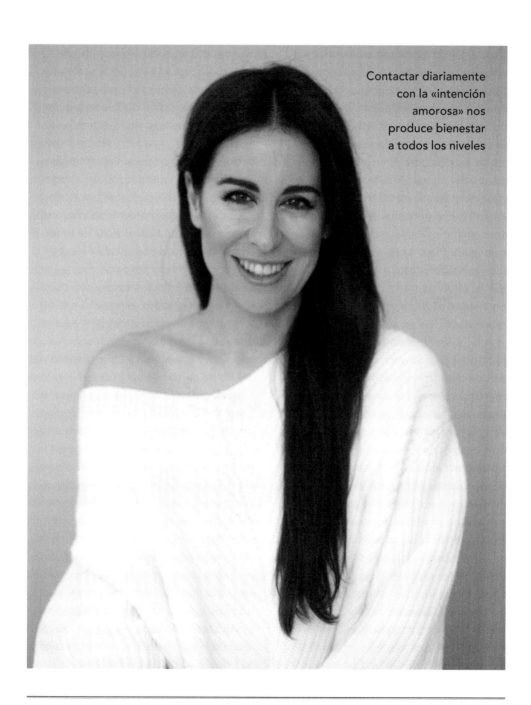

Contactar diariamente
con la «intención
amorosa» nos
produce bienestar
a todos los niveles

za siguiendo la «ley del más fuerte». Pone los intereses económicos por encima del bienestar de miles de personas y, por supuesto, niega del valor incalculable de los demás y sus propias partes débiles, impotentes y humanas, ya que él se coloca por encima del resto. Violencia, odio y desprecio hacia sí mismo, ya que él es hijo de inmigrantes y su mujer también es inmigrante. Su falta de sabiduría y de conocimiento, junto con una falta absoluta de valores humanos, pone de manifiesto con letras mayúsculas lo que no funciona, lo que crea conflicto, lo que no favorece el bienestar. Este es el resumen de lo que para mí representa Donald Trump. Como dice el refrán, muchas veces podemos ver la paja en el ojo ajeno y no la viga en el nuestro. Os animo a ir un poco más allá y a hacer un ejercicio que requiere valentía, y a pensar en cuáles de estas partes oscuras, de estas sombras, están en nosotros. ¿Somos, a veces, racistas? ¿Machistas? ¿Nos ponemos por encima de los demás? Conocer estas partes oscuras que todos tenemos y aceptarlas con amor nos ayuda a verlas, integrarlas y no dejar que dirijan nuestra vida cuando funcionan en automático. Nos hacen daño, nos separan a los unos de los otros y, en última instancia, crean malestar individual y social.

Para mí, negamos dos tipos de partes: por un lado, están las partes oscuras que nos muestra Donald Trump; son partes que no son sabias (más adelante os hablaré de la diferencia entre «conocimiento» y «sabiduría»), dañinas para nosotros y para los demás. Lo ideal es aceptarlas, integrarlas y entenderlas; es decir, entender por qué están ahí, por qué en un momento determinado las creamos y ahora ya no nos sirven. Y, por otro, están esas partes negadas que no son dañinas en absoluto pero que, por el peso de nuestra educación, crecemos pensando que sí lo son. Esto nos ocurre tanto a las mujeres como a los hombres. A nosotras, tradicionalmente, no se nos ha dejado expresar la rabia; a los hombres, el dolor o la debilidad.

En este proceso, en el que hemos decidido mejorar nuestro autoamor, podemos salir a la calle y toparnos con los automatismos que nos hacen vivir desde nuestros «personajes», rechazando otras partes de nosotros no integradas y que nos llevan a estar en el aquí y el ahora, no escuchando nuestras necesidades. En vez de vivir nuestra vida de manera plena en el presente, contactando con lo que necesitamos y dándonoslo, es fácil que caigamos en «vivir en automático», atadas al pasado o preocupadas por el futuro; estando crónicamente insatisfechas.

Una vez centradas en algunos puntos que nos impiden contactar con el bienestar, vamos a hablar de qué nos lleva directamente a cubrir nuestras necesidades y a mejorar nuestra autoestima. Por suerte, la ciencia ha avanzado mucho en estos últimos diez años en el estudio del bienestar. Las investigaciones más recientes han mostrado que para cultivar el bienestar hemos de desarrollar la atención, la conciencia y la intención amorosa (en inglés, *atention*, *awareness* y *kind intention*). Dan Siegel, en su libro *Aware*,* habla pormenorizadamente sobre estos beneficios. Vamos a profundizar en ellos:

Estar en mí, escucharme y poner conciencia: escuchar mi cuerpo, mi emoción y mi mente. Dar espacio, validar y respetar lo que me pasa en cada momento, sin juzgarlo, sino aceptando lo que hay. Otro punto fundamental es poder sentir mis necesidades y cubrirlas en el aquí y ahora tras esa escucha. Técnicas tan conocidas como la meditación y el *mindfulness*, el yoga, tienen probados beneficios para contactar con nosotros mismos y conectar con el aquí y el ahora, y lo que nos está pasando en cada momento. Os hablaré de esto en el capítulo 5. Según el psiquiatra de origen holandés Bessel van der Kolk, en su libro *El cuerpo lleva la cuenta*,** el simple hecho de observar, darnos cuenta, conocer más nuestras sensaciones físicas, emociones y pensamientos nos ayuda a cambiar de perspectiva y a crear un nuevo panorama de opciones y tener más control sobre ellas. Esto también nos pone en contacto con nuestras necesidades más

profundas y, al aumentar nuestra conciencia, activa regiones cerebrales relacionadas en la regulación emocional. La sensación de no entender y no controlar nuestro cuerpo nos da una impresión de descontrol, de no saber qué nos pasa ni quiénes somos y de no ser los capitanes de nuestro barco. Recuperar el control es fundamental para conseguir el bienestar.

Una vez que logramos conocer lo que necesitamos, el siguiente paso es dárnoslo a nosotras mismas, si está en nuestra mano, o pedírselo a otros. Muchas veces, y más aún si somos mujeres, nos encontramos con mayores dificultades a la hora de pedir lo que necesitamos o de decir que no a demandas externas. Esto es un ejercicio muy útil, por lo menos para mí aún sigue siéndolo, y continúo practicándolo para no caer en la complacencia al otro y en la negación de mis necesidades para ser aceptada.

Otro punto fundamental para el desarrollo del amor a una misma es el de expresarnos en nuestra individualidad, ser quienes y como somos. Esto produce una sensación de expansión, de alegría, de felicidad. Cuando se trata de expresar emociones socialmente aceptadas, todo va bien, ya lo sabéis; pero muchas otras veces nos veremos abocadas a expresar desacuerdos, luchar por lo que creemos que nos corresponde, expresar nuestra rabia e ira y discrepar. Esto es algo que, históricamente, nos ha hecho terminar en

---

*   Daniel J. Siegel.
** Bessel van der Kolk, *op. cit.*

la hoguera, ser consideradas brujas, locas. Por ello, no es de extrañar que aún queden resquicios sociales de estos estigmas que nos afectan a muchas mujeres. En el capítulo 4 profundizaremos en ello. Ser y actuar desde el respeto puede suponer un desafío, pero no hay mayor satisfacción que saber que quien nos quiere nos quiere con lo que somos; y más vale esto que vivir en un «personaje» para que nos acepten.

Desarrollar la «intención amorosa» hacia nosotros mismos es otro punto clave a la hora de crear el bienestar y el autoamor. Existen frases propuestas por diferentes expertos. Dedicar unos momentos para desear cosas buenas para nuestros familiares, amigos, compañeros de trabajo, vecinos y a nosotros mismos tiene efectos positivos en nuestra salud física y mental.

Llegados a este punto, podéis pensar: ¿cómo podemos conseguir querernos a nosotras mismas, respetando nuestra individualidad, a la vez que ser aceptadas por el grupo y potenciar las relaciones personales? Para mí la clave está en ser natural, en respetar eso como algo sagrado, solemne y relacionarnos desde aquí con los demás. Así podremos compartir con el grupo nuestros dones y recibir los de los demás, podremos saber que quien nos quiere nos quiere y quien no, no. Pero solo relacionándonos desde ahí tendremos esa sensación de libertad, de estar en el lugar adecuado en el momento adecuado. Algunos autores hablan de sincronicidad, de integración de pensamiento, emoción y de acción, que es lo que nos lleva a un sentimiento general de bienestar (Dan Siegel).

1.3.3. Necesidades fisiológicas

El hecho de que no podemos vivir sin nuestro cuerpo es una realidad. Nuestro cuerpo tiene fecha de caducidad; no sabemos cuál es, pero sí sabemos que hay una. De cómo cuidemos nuestro cuerpo dependerá, en gran parte, nuestra calidad de vida y el tiempo que podamos disfrutar de ella. Luego hay otros factores que escapan de nuestro control y que forman parte del misterio de la vida, claro. Como os he comentado en apartados anteriores, el bienestar cuerpo-emoción-mente-relaciones es en realidad un todo unificado, porque por muy bien que podamos cuidar nuestra salud corporal, si nuestra mente y nuestras emociones nos inspiran malestar, este se trasladará al cuerpo y provocará malestar y diferentes síntomas. Por todo esto, cuidar nuestro cuerpo es una base para el bienestar global. En términos generales, podemos hablar de:

1.3.3.1. La respiración

Es nuestra necesidad más inmediata y urgente para mantener la vida, la salud y el bienestar. Muchas veces no somos cons-

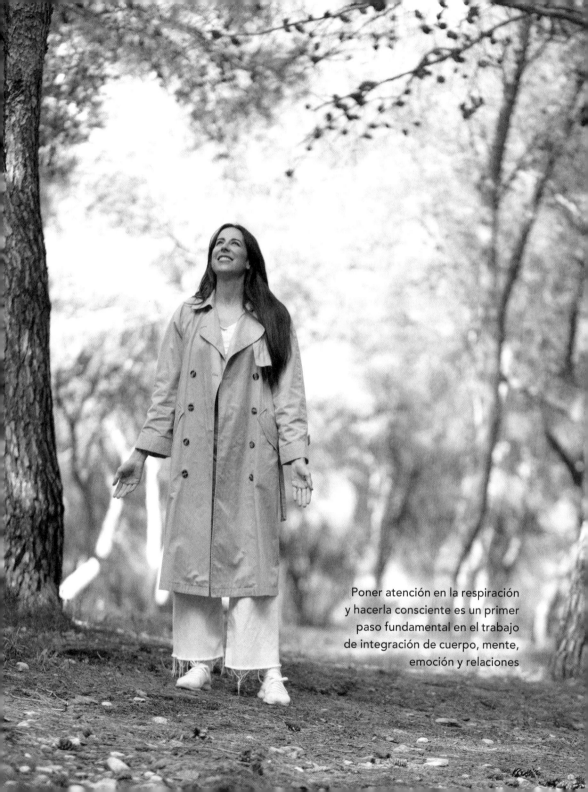

Poner atención en la respiración
y hacerla consciente es un primer
paso fundamental en el trabajo
de integración de cuerpo, mente,
emoción y relaciones

1.3.3.2. Necesidades alimentarias

Según las investigaciones científicas, mantener una alimentación saludable es uno de los pilares para conseguir un cuerpo sano. Para conservar la salud, la ciencia nos recomienda una dieta basada en vegetales; cereales integrales; proteínas saludables, que podemos encontrar en legumbres y frutos secos; frutas, y reducir a ocasional el consumo de carne, mejor si son carnes blancas o pescado y evitamos la carne roja. La OMS se ha manifestado al respecto y recomienda evitar la carne roja y las carnes procesadas, ya que pueden producir cáncer. No consumir productos que produzcan inflamación también beneficia la salud.

Procurar ingerir comida fresca, evitando ultraprocesados en general y dulces industriales, es otro punto que debemos tener en cuenta. En la bibliografía podéis encontrar páginas de la OMS sobre el tema y también acceso al *healthy eating plate* (plato saludable) creado por expertos en salud pública de la Universidad de Harvard, que nos ayuda a concretar los porcentajes de qué tipo de alimentos debemos incluir y cuáles evitar, y también nos proporciona recomendaciones según nuestra edad y sexo. Asimismo, debemos tener en cuenta que no a todos nos sientan bien los mismos alimentos. También es importante que los alimentos sean de temporada e, idealmente, de kilómetro 0; es decir, de consumo de proximidad, para que seamos más respetuosos con el medioambiente. Fletar un avión desde el otro lado del Atlántico porque queremos un producto X o Z no es sostenible, emite mucho CO_2, consume muchísimo combustible; no tiene sentido. Haciendo consumo de proximidad podemos favorecer la economía local y crear valor y riqueza para nuestros respectivos países. Lo ideal es que nos asesore un profesional; también podemos encontrar muchos libros y blogs de recetas saludables que nos inspiran a crear nuestros propios platos. Hoy en día, aunque las investigaciones van en la dirección de las recomendaciones de la OMS que mencionaba antes, aún existen alimentos muy debatidos por parte de la comunidad científica; seguro que en los próximos años tendremos información más clara y contrastada. Lo que sí me resulta curioso es que, al final, la ciencia sobre la salud y la sostenibilidad va en la misma dirección: la de reducir el consumo animal, que es una de las industrias que más CO_2 producen, y aumentar el consumo de vegetales de temporada.

Con respecto a la alimentación, existen otras cuestiones psicosociales que nos afectan mucho, pues todos sabemos los ingredientes que son saludables y los que no, y, aun así, los supermercados no paran de vender refrescos, embutidos y otros productos ultraprocesados. Entonces, ¿qué nos está ocurriendo para mantener estas conductas autodestructivas?

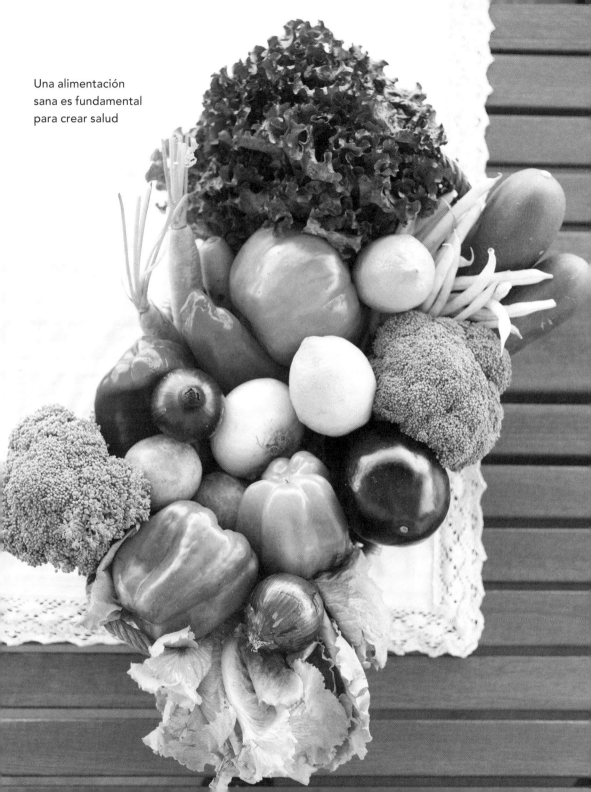

Una alimentación
sana es fundamental
para crear salud

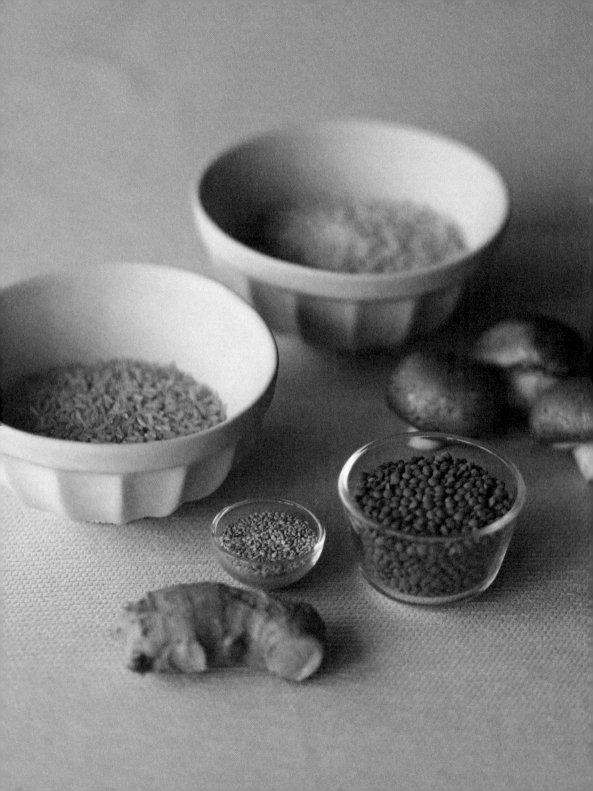

Por un lado, las costumbres no nos ayudan. No ayuda el hecho de que nuestra vida social gire en torno a la comida, en concreto a ciertos productos que no son en absoluto saludables, como el alcohol, los dulces, ciertos platos de carne que implican tradición y que relacionamos con sentirnos queridos y con el disfrute en familia. El hecho de que los restaurantes, comedores escolares, menús infantiles, etc. no estén adaptados a estas nuevas recomendaciones de la ciencia divulgadas por las organizaciones de la salud tampoco ayuda; en un menú infantil podemos encontrar productos basados en harinas refinadas, tomate frito con azúcar añadido, carnes rebozadas y gominolas o dulces muy poco recomendables. Esto no contribuye al cambio de hábitos de la población, sino que crea futuros adultos dependientes de estos alimentos.

A todo esto podemos añadir que la expresión de afecto y amor a través de la comida es otra característica en general de la cultura occidental. En Estados Unidos incluso utilizan la expresión *confort food*, que se refiere a comidas que nos hacen sentir comodidad emocional. Por esta costumbre de la infancia, muchas personas utilizamos la comida como una vía de escape para tapar emociones negativas e intentar «llenar» el vacío que nos deja una vida pobre en relaciones nutritivas. Una vez le oí a Montse Bradford, autora de libros sobre alimentación natural y energé-

tica, una frase que decía: «El cuerpo emocional no tiene estómago».* Me pareció brillante y pienso que, en cambio, un abrazo, una caricia o el consuelo que una madre, hermana, pareja o amiga puede brindarnos va a ser mucho más efectivo que una ración de comida ultraprocesada, que sabemos de antemano que dañará nuestro cuerpo. En épocas en las que el afecto no era la base de las relaciones entre padres e hijos, la comida también era una manera de demostrar cariño. Hoy en día, muchas personas aún tienen esa relación de enganche con la comida.

Os cuento mi experiencia con esto. Cuando era niña, siempre disfruté mucho de la comida, ya que en mi familia —típico, además, de Galicia— el exceso de comida está relacionado con la abundancia y la felicidad. Recuerdo también haber usado la comida como objeto de apego que me ayudaba a sobrellevar mis malos momentos, incluso durante mi época de bachillerato y selectividad; recuerdo cómo atacaba el táper de los quesos cuando llegaba a casa. Era un recipiente lleno de quesos españoles y franceses, cada cual más graso. Recuerdo ese momento como uno de los mejores del día. ¡Cómo me reconfortaba! Por eso, eliminar los lácteos de mi dieta fue lo que más me costó de mi

---

* Montse Bradford, www.montsebradford.es, es experta y pionera de la alimentación natural y energética en España, y autora de nueve libros publicados.

cambio alimentario. Ahora estoy encantada, ya que los beneficios han sido múltiples desde que ya no sufro alergias, cistitis o acné y mi peso se ha regulado. Si os interesa conocer mi proceso de cambio alimentario, podéis verlo en mis vídeos de YouTube sobre el tema.*

Cuando fui consciente de que hasta cierto punto tenía un enganche emocional con la comida, por casualidad llegó a mis manos un artículo científico que trataba sobre los beneficios del ayuno. A partir de ahí, empecé a investigar sobre el tema; tras consultarlo con mi médico de cabecera, decidí, a modo de experimento, ayunar un día entero, durante el cual solo ingeriría líquidos. Ese día me levanté pronto, como siempre. Aguanté bien hasta las 15.00 sin comer, bebiendo agua, y sobre esa hora empecé a sentir de golpe una ansiedad tremenda, una angustia en el pecho que yo relacionaba con las ganas de comer, ¡y me di cuenta de que aquello no era hambre! Eso era otra cosa. Era otro tipo de necesidad emocional. Escribí todo eso en mi libreta de descubrimientos, decidí que aquella sensación no iba a poder conmigo y seguí adelante con mis 24 horas de ayuno. Pasado ese momento de crisis, decidí satisfacer la necesidad emocional que se escondía bajo aquella demanda de comida y seguí con mi ayuno con total tranquilidad. A partir de ese día, siento un mayor control sobre mi cuerpo con relación a la comida, y eso me ayuda a contactar más fácilmente con las necesidades emocionales que a veces trato de tapar comiendo, y a satisfacerlas como realmente puedo satisfacerlas.

Las «drogas comida», como yo las llamo, son otro impedimento para empezar una alimentación sana. El café, los azúcares refinados, presentes en refrescos, dulces, embutidos, nos introducen en un bucle del que se puede salir, pero con esfuerzo y planificación. Por eso es tan importante evitar dárselos a los niños, para que desde la infancia no se acostumbren a ellos y puedan crear hábitos saludables. Son alimentos altamente adictivos; de hecho, en el sector alimentario industrial son expertos en encontrar el sabor exacto, ese punto entre dulce y salado que hace que sigamos comiendo. Normalmente, se crea esta adicción con una mezcla de azúcar, sal y grasas a la que nos cuesta resistirnos, y también con otras sustancias de síntesis. Incluso hay cadenas alimentarias que producen la llamada «comida basura». Ofrecen menús infantiles a un precio muy bajo, que incluyen ciertos regalitos para los niños con el objetivo de crear una asociación entre esa comida y el bienestar. Estas manipulaciones no nos ayudan a abandonar el hábito de comer este tipo de alimentos. Por eso, lo ideal es evitarlos desde la infancia.

------

* https://www.youtube.com/watch?v=NXpNc5z7W6o

Otro punto muy importante es la ilusión de la «sociedad de consumo» que nos induce a pensar que cuanto más consumamos, más felices seremos, lo que nos lleva a creer que nos hace falta mucha más comida de la necesaria. Pensar que podemos tener todas las cosas materiales que queramos cuando las queramos es otra ilusión. Hoy en día hay diversidad de opiniones sobre el tema, pero ¿en realidad necesitamos comer cinco veces al día? Existen nuevos estudios que hablan de que es suficiente con comer menos veces al día y que no es necesario hacer trabajar a nuestro cuerpo ni invertir tantos recursos en comer tanto. Por supuesto, aquí entran otras consideraciones personales además de las necesidades específicas de niños, mujeres embarazadas, etc. Tampoco ayudaron todas las campañas publicitarias que se llevaron a cabo en los años cincuenta, sesenta y setenta en Estados Unidos, que identificaban ciertos tipos de refrescos y alimentos con ser joven, guapo, estar a la última; en definitiva, con «ser guay». ¡Cómo nos dejamos manipular cuando nos tocan el sentido de pertenencia al grupo! En la actualidad, como en Occidente ya se conocen los devastadores efectos que los refrescos azucarados tienen en la salud, las productoras de refrescos están orientando sus esfuerzos a países en desarrollo, como por ejemplo la India, donde utilizan el mismo tipo de mensajes publicitarios para aumentar sus ventas. Lo mismo ocurre con la industria del tabaco.

1.3.3.3. Ejercicio físico

Es otra necesidad descrita por la OMS como uno de los puntos para mantener nuestra salud, mejorar las funciones cardiovasculares y respiratorias, y la salud muscular y ósea. También es beneficioso a la hora de evitar enfermedades no transmisibles. La OMS ha creado recomendaciones divididas por grupos de edad. Para edades entre 5 y 17 años, recomiendan 60 minutos diarios de actividad física aeróbica. Para adultos de entre 18 y 64 años, las recomendaciones varían entre 150 y 300 minutos a la semana de ejercicio físico aeróbico moderado; si es actividad aeróbica vigorosa, la recomendación es hacer 75 minutos a la semana.

Lo bueno de estas propuestas es que podemos escoger el tipo de ejercicio o de deporte que más nos guste. En el capítulo 5 os contaré cómo me mantengo en forma.

1.3.3.4. Necesidades sexuales

Según algunas investigaciones científicas, una sexualidad activa tiene grandes beneficios para nuestro organismo, desde mejorar nuestro sistema inmune o reducir la presión sanguínea hasta mejorar el control de la vejiga, reducir el riesgo de ataque al corazón o la posibilidad de riesgo de cáncer de próstata. El orgasmo incluso puede liberar hormonas como la endorfina, que nos ayuda a aumentar el umbral del dolor, mejorar el estrés y a dormir mejor.

Al fin y al cabo, hay cosas evidentes y casi diría que no hace falta que la ciencia nos las corrobore, como el bienestar que nos genera una vida sexual activa y madura, una vez que los riesgos de sufrir una enfermedad de transmisión sexual están controlados y seguimos los pasos para evitarlas. Este bienestar también se asocia con el sentido de pertenencia cuando practicamos sexo de forma madura con una pareja estable, lo cual nos aporta momentos de disfrute mutuo, conexión y nutrición.

Existen personas con diferentes niveles de apetito sexual, incluso personas que no lo tienen, y es muy importante no dejarse llevar por las comparaciones, sino revisar si nuestra vida sexual nos parece satisfactoria y si reservamos un tiempo para ella, o el estrés del día a día nos impide disfrutar de ella tanto como nos gustaría. Hacerle espacio es también una vía más hacia el bienestar.

1.3.4. Necesidades de seguridad-control

La necesidad de seguridad es otra de las que describe Maslow; yo le añado un matiz más, que es el del control. Es decir, sentirnos seguros en nuestra vida, con la impresión de que llevamos las riendas de la mente, las emociones, la salud y el entorno en general es otro de los puntos que han demostrado ser claves y necesarios para nuestro bienestar. Tanto en investigaciones con humanos como con animales, la sensación de tener control sobre nuestro ambiente y nuestras circunstancias nos hace tener ganas de vivir y nos llena de bienestar.

A la palabra «control» se le han dado, en muchas ocasiones, connotaciones negativas, sobre todo cuando la necesidad de sentir control es producto del miedo y creemos que sobreesforzándonos para controlar toda nuestra vida luchamos contra la incertidumbre. Ese control enfermizo no nos deja relajarnos y confiar en la vida, y puede producirnos un cansancio y un estrés enormes. Imaginad el desgaste que esto puede provocar...

Por otro lado, el control sano, y deseable, iría acompañado de una sensación de confianza en nosotros mismos, en nuestros propios recursos y en la vida. Esta confianza, unida a la sensación de que podremos afrontar lo que la vida nos depare, produce mucho bienestar. Una de las prácticas que van a ayudarnos a conseguir esta sensación es la práctica de la meditación o *mindfulness*, que nos ayuda a ponernos en el centro de nuestra vida, como testigos principales de todo lo que está ocurriendo. Así, pondremos todo lo que nos ocurre, tanto a nivel externo como interno —pensamientos, emociones y sensaciones físicas—, en perspectiva y a experimentar esa sensación de control sano.

En esta necesidad de seguridad y de control incluimos la satisfacción de nuestras necesidades económicas. Soy muy partidaria de que las personas tengamos independencia económica, ya que esto tiene implicaciones psicosociales muy importantes. Mi tía abuela Joaquina fue una de las pioneras de la familia en trabajar fuera de casa y tener una independencia económica. Ella siempre decía: «Quien trae dinero a casa tiene un sitio en la mesa». Ella se refería al control sobre las decisiones del hogar, y aún hoy, en muchos países, a las mujeres se les impide y dificulta acceder a puestos de trabajo bien remunerados y tener una independencia económica. Esto genera sensación de indefensión y de dependencia respecto del varón.

La sensación de seguridad también está muy relacionada con el apoyo social que mencionamos en el primer punto. Tener una buena red social de apego, el tacto, las caricias, incrementa considerablemente esta sensación de seguridad. La forma ideal de afianzar un sentimiento de seguridad de nuestros hijos, que perdure hasta la vida adulta, es crear desde la infancia un apego seguro.

La sensación de seguridad está muy relacionada con el concepto de «poder personal»; más adelante hablaremos sobre él.

1.3.5. Artísticas/creativas

El arte es uno de los ámbitos de nuestra cultura a los que, en general, les damos menos valor, pero que más beneficios nos aportan. Desde pequeños, consideramos las asignaturas de música y dibujo, o como se les llame ahora, como «marías», cuando en realidad son ámbitos que pueden potenciar el desarrollo infantil y el mantenimiento de la salud de los adultos hasta límites insospechados. Estamos hablando de lo poco que se tiene en cuenta el arte, aunque también podríamos abordar lo machista que es el término «maría» en sí mismo. *OMG!!!*

Cuando acabé mi primer año de máster en Terapia Familiar, me fui a Boston a trabajar con una organización que colaboraba con el departamento de Servicios Sociales de Estados Unidos en el trabajo con familias en riesgo de exclusión social. Además del trabajo, asistimos a varios cursos de formación y el que más me impactó fue uno que trataba sobre *nurturing*, que literalmente quiere decir «nutrir, cuidar, hacer crecer, alimentar»; es decir, tanto nutrir y cuidar a otros como, por supuesto, a nosotras mismas. Lo digo en femenino porque a ese curso, como era habitual por aquel entonces, solo asistimos mujeres.

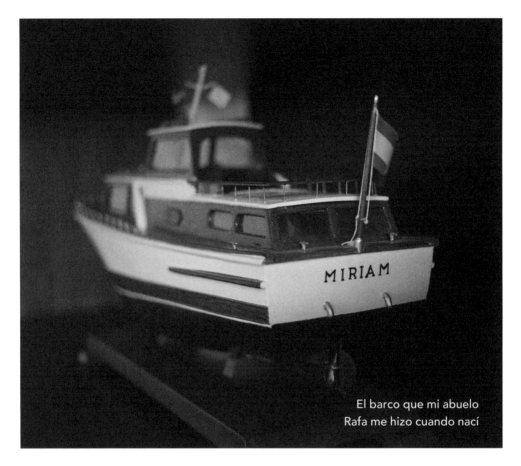

El barco que mi abuelo
Rafa me hizo cuando nací

Nada más empezar la formación, la ponente dibujó un círculo con las áreas de la vida que ella consideraba que debíamos cuidar y potenciar. Una de ellas era esta, la de las necesidades artísticas. En ese momento, fui consciente de la importancia del arte en mi vida y, en realidad, en la historia de humanidad, ya que el arte siempre ha estado presente: desde las joyas que nos han dejado grandes civilizaciones como la mesopotámica, egipcia —pese a que no tuvieran una palabra específica para designar el arte—, la griega y la romana, hasta las pinturas rupestres de las cuevas de Altamira y Nerja. Por mi parte, tengo la suerte de haber nacido en una familia en la que el arte siempre ha estado presente. Mis dos abuelos trabajaban la madera para crear barcos en miniatura; a mi madre siempre le ha encantado la pintura, restaurar muebles, crear vestidos, etc. A mi padre le chifla diseñar muebles y nuevos proyectos; mi tío Toni toca la guitarra y el piano; mi tío Delfín dibuja, pinta, escribe, y mi hermana Noemí es artista e ilustradora. Es decir, la creación siempre ha sido algo fundamental en nuestra vida. Desde niña me contagiaron la fascinación por cualquier ámbito relativo a la creación, el arte y la belleza. En nuestra casa siempre había lápices de colores, telas, brochas, pinturas o pegamento preparados para empezar una nueva obra. Es algo que yo daba por hecho como algo básico para toda persona, y la asistencia a este curso me hizo consciente de que quizá muchas personas no potencian esta área en sus vidas.

Hoy la ciencia ya nos habla de los beneficios del arte en nuestro bienestar. Cada ámbito artístico (pintura, escultura, literatura, música, danza, arquitectura y cine, considerado el séptimo arte) aporta unos beneficios específicos, entre los que se encuentra ponernos en contacto con nosotros mismos. En primer lugar, nos obligan a estar **presentes** en el aquí y el ahora: cuando tomamos los materiales y sentimos nuestra presencia mientras pintamos, bailamos o hacemos un dibujo, estamos concentrados en la tarea por la tarea en sí misma. También nos enseña a **fluir** y a dejarnos llevar con lo que salga; esto genera respeto y desarrolla una acti-

tud de escucha activa. Asimismo, nos ayuda a contactar con el **disfrute** de dejarnos llevar por el presente, tanto si es un arte plástico, como pintura o dibujo, música o escultura, o escénica, como la danza, que cuenta con el beneficio extra del ejercicio físico.

La literatura, si nos gusta escribir y zambullirnos en una historia que queramos desarrollar, también potencia nuestra actividad cerebral y puede ayudarnos a mantener el cerebro joven y activo, sobre todo si, además, emprendemos nuevas tareas, lo cual hará que nuestra materia gris se entrene mucho más.

El arte también puede ayudarnos a lidiar mejor con diferentes tipos de trauma, a integrar experiencias difíciles en nuestra vida y a «reconstruir nuestra identidad», reducir y prevenir el estrés, la ansiedad, etc.

Con todo esto, os animo a que evaluéis en qué medida están presentes el arte y la creación en vuestra vida y a que exploréis qué ámbito artístico os gusta más y deis rienda suelta a vuestra creatividad. Ya puede ser creando una nueva receta de cocina o emplatándola de manera creativa como dibujando, restaurando un mueble o creando una nueva coreografía. Son cosas que hago muy habitualmente y me ayudan a sentirme muy feliz; además, luego me hace sentir satisfecha cada vez que veo mis creaciones colgadas en mis paredes.

1.3.6. Sabiduría-conocimiento

Solo sé que no sé nada.

Sócrates

Cada vez que aprendo algo nuevo, pienso en cómo he podido vivir antes sin saberlo y en que «hoy soy menos limitada que ayer, pero más que mañana».

Parece que la idea de que somos seres limitados es una realidad no muy agradable, con la que nos encontramos cuando investigamos y profundizamos sobre cómo funcionan nuestro cerebro y nuestra toma de decisiones. Durante la Edad Media, creíamos que éramos el centro del universo, hasta que Copérnico nos abrió los ojos a todos y nos dijo: «Señores, están ustedes equivocados, la Tierra gira en torno al Sol y no al revés». ¡Casi le cuesta la vida al pobre Copérnico semejante afirmación! De hecho, tuvo que retractarse para no acabar en el hoyo de manera prematura. ¡Qué duro fue asumir que nuestros antepasados eran homínidos bajitos, encorvados y con un cerebro pequeño!

Desde que el hombre es hombre, lidiar con lo que podemos definir como nuestra pequeñez y nuestra grandeza, e integrarlo, ha sido una cuestión peliaguda. Innegablemente, la raza humana ha hecho grandes cosas: hemos desarrollado grandes ciudades, edificios; hemos creado los aviones, tecnología médica, trenes de alta velocidad, etc. Pero lo hemos hecho de forma poco consciente, sin compartir estos avances con toda la humanidad, pensando solo en nosotros y anteponiendo el hecho de hacer dinero al bienestar común. La estupidez humana es tan grande que seguimos gastándonos miles de millones en intentar ir al espacio mientras destruimos nuestro planeta y permitimos que muchas personas adultas, ancianos y niños vivan sin hogar y en situación de indefensión. Esto nos pone en contacto directo con los límites de la estupidez humana.

Como dijo Platón, vivimos en una caverna y solo vemos parte de lo que las pocas luces que entran nos permiten observar. Ser capaces de sentir que solo conocemos una pequeña parte de «la realidad» de la vida y que aún nos queda mucho por explorar es, para mí, la actitud que nos permite llegar al conocimiento, pues nos impulsa a aprender cada día. Si, por el contrario, pensáramos que ya lo sabemos todo, no tendríamos espacio ni interés para saber más, no pondríamos en duda nuestros conocimientos. Normalmente, ese pensamiento de «Ya lo sé todo y estoy por encima del resto del mundo» es un claro signo de mediocridad y, por desgracia, está más presente de lo que a muchos nos gustaría, sobre todo en los tiempos que corren, en los que el autobombo y el narcisismo parecen ser valores al alza en algunos sectores.

Estudiar y aumentar nuestros conocimientos desde una actitud curiosa y crítica es clave para poder llegar a nuestras propias conclusiones, para que no nos manipulen desde diversos ámbitos. Pero el objetivo de todo esto no ha de ser acumular conocimiento porque sí, sino, como dice Daisaku Ikeda, doctor *honoris causa* por la Universidad de Alcalá de Henares, filósofo budista, humanista y pacifista, el objetivo último del conocimiento es la sabiduría. La sabiduría, dice, va más allá del conocimiento: «El conocimiento por sí solo no genera valor (...). El valor solo es creado cuando la sabiduría encauza y orienta los conocimientos. El origen de la sabiduría se encuentra en los siguientes elementos: un propósito claro que oriente cada uno de los actos, un poderoso sentido de la responsabilidad y un deseo compasivo y solidario de contribuir al bienestar de la humanidad.» Daisaku Ikeda añade que su maestro le decía que el conocimiento puede usarse tanto para fines filantrópicos como misantrópicos, en cambio la sabiduría conduce sin duda a la felicidad, por ello cree que la misión de la educación ha de ser liberar la sabiduría inherente a nosotros. Ikeda considera las armas nucleares como máximo símbolo del sufrimiento que los conocimientos sin sabiduría nos han traído a la humanidad.* Daisaku Ikeda añade que su maestro le decía que el conocimiento puede usarse tanto para fines

* Extraído de: https://www.daisakuikeda.org/es/conocimiento-y-sabiduria.html

filantrópicos como misantrópicos; en cambio, la sabiduría conduce, sin duda, a la felicidad. Por ello, cree que la misión de la educación ha de ser liberar la sabiduría inherente a nosotros. Ikeda considera las armas nucleares como máximo símbolo del sufrimiento que los conocimientos sin sabiduría han traído a la humanidad. Al fin y al cabo, de lo que Daisaku Ikeda habla es de hacer las cosas desde un propósito, con responsabilidad y conciencia de grupo, pues somos un «nosotros» y no solo un «yo», y desde una intención amorosa. Esto coincide con los elementos que hoy en día la ciencia define como claves para el bienestar. Para mí la sabiduría es también producto de la experiencia, es decir, cuando pasamos el conocimiento racional por el filtro de la experiencia y esto nos permite integrar este conocimiento dentro de nosotros de una manera natural y aportándonos los matices que nos dan las vivencias.

Desde mi experiencia personal os diré que adquirir conocimientos y sabiduría en mi día a día es algo que me llena de disfrute, felicidad, de poder personal y de sentido de la responsabilidad. También hace que mi sensación de seguridad y control aumente, ya que siento que soy más libre de tomar mis propias decisiones por el hecho de tener más información y de que es más difícil que personas que tal vez no tienen toda la información disponible sobre una cuestión o tienen otros intereses personales me engañen o que me deje llevar por ellas. También me encanta saber que puedo aportar conocimientos útiles para otras personas. Esto hace que me sienta útil y tenga esa sensación de propósito, que a su vez hace que cada día quiera adquirir más conocimientos. Sentir que mi conocimiento es limitado y que siempre puedo saber más me ayuda a querer mejorar cada día.

Por todo esto y lo anteriormente mencionado, creo que adquirir nuevos conocimientos es una de las necesidades humanas para vivir con plenitud y ha de ser potenciada desde la infancia y toda nuestra edad adulta.

1.3.7. Necesidades espirituales

«Espiritualidad» es otro término que, aunque usamos con frecuencia, no tiene una definición oficial realmente amplia y exacta. La RAE define el espíritu como «ser inmaterial dotado de razón», «alma racional», y la espiritualidad como «conjunto de ideas referentes a la vida espiritual». Al ser algo intangible, es más difícil aún de definir, sobre todo porque, al no ser cuestiones demostrables, al fin y al cabo forman parte de las creencias personales de cada uno.

Lo que sí parece bastante claro es que, ante la fragilidad de la vida humana y los sufrimientos que acarrean el nacimiento, la muerte, las enfermedades y las pérdidas, desde los orígenes de la civilización nos hemos hecho las mismas preguntas:

¿por qué estamos aquí?, ¿de dónde venimos?, ¿adónde vamos?, ¿solo existe nuestro cuerpo o hay algo más duradero, eterno, que sobrevive a él?, ¿hay vida después de la muerte? Parece que siempre nos ha reconfortado dar respuesta a estas preguntas, y en diferentes culturas se han creado diversas creencias, religiones y prácticas religiosas o espirituales que nos hacen sentir mejor y nos ayudan a darle un sentido a la vida; de alguna manera, pretendían ser una guía de conducta. Pensar que había un dios o varios dioses y diosas a los que podíamos pedir ayuda en caso de necesidad es algo que nos ha ayudado a superar situaciones complicadas y nos ha dado esperanza. Tampoco olvidemos hasta qué punto las grandes religiones estuvieron influidas por los diferentes Estados, intereses económicos y ansias de poder de algunos personajes que utilizaron la religión para manipular a las personas. En muchos casos, como en el budismo tras sus comienzos, en el cristianismo, el islam, el hinduismo, la práctica de la religión era obligatoria. También hay otras disciplinas que pueden considerarse espirituales, aunque no son en sí religiosas, como por ejemplo el yoga.

En la actualidad, muchas personas se consideran espirituales y esto no va necesariamente unido a una religión particular, sino a la creencia de que hay algo más grande que nosotros y que nuestra vida tiene un sentido y un propósito. Que, además, estamos conectados con el resto. Estas creencias también pueden dotarnos de una idea de respeto hacia nosotros mismos y hacia los demás, los animales y la naturaleza en general. Todas estas prácticas coinciden con la importancia que la neurociencia le da a la integración de nuestras propias experiencias con las de otros, y también son fundamentales para un funcionamiento integrado de nuestro cerebro, lo cual implicaría un mayor aumento de las conexiones cerebrales, que ha demostrado ser un elemento fundamental para el bienestar. Una amplia gama de estudios habla de que el aislamiento personal y la falta de significado en nuestras vidas se relacionan con una falta de integración entre diversas áreas del cerebro.

Siempre me ha sorprendido hasta qué punto la ciencia ha ignorado este tipo de disciplinas y su práctica, que no han sido objeto de estudio durante muchos años. Hoy existen numerosas investigaciones científicas que hablan de los fantásticos beneficios que tienen en nuestra salud mental y física algunas prácticas típicamente asociadas a religiones y tradiciones espirituales, como el yoga, la meditación, el *mindfulness*, el agradecimiento, la atención amorosa, la compasión, el amor a nosotros mismos y al prójimo, el estar presentes en el aquí y el ahora.

En su libro *Aware*, Daniel Siegel habla de cómo sentir una profunda gratitud mejora nuestra conexión con otros y activa los sistemas biológicos de la confianza, el cariño y también los circuitos del placer y la recompensa. Otros estudios han demostrado que cuando nuestro cuerpo se llena de compasión, los indicadores de inflamación y estrés se reducen y las funciones cardiovasculares mejoran.

Estos sentimientos de agradecimiento, de sentir que somos más que un cuerpo material, que estamos interconectados; esta sensación de tener una misión en la vida, algo que aportar al todo, siempre me han creado una gran satisfacción tanto en las épocas buenas como en otras muy difíciles. Creo que potenciar la espiritualidad en nuestra vida es una necesidad para tener una vida plena.

1.3.7.1. Aceptar la muerte para vivir plenamente la vida

Tal vez a algunas os sorprenda este punto y penséis que cómo saco este tema tan incómodo en un libro sobre bienestar. Esta reflexión puede ser normal, ya que parece que en nuestra sociedad evitamos el tema de la muerte. Asumir nuestra propia muerte y la de nuestros seres queridos me parece algo fundamental para poder vivir con plenitud y de manera consciente. Cuando era niña, le tenía bastante miedo a la muerte y de adolescente ni siquiera quería pensar en ella. Pero, de pronto, la vida me puso en una situación muy dura. De un momento a otro, en un accidente de coche perdí a una persona a la que quería mucho y casi pierdo la vida yo también. A partir de ahí, me di cuenta de que era el momento de empezar a vivir de otra manera, teniendo en consideración que no sabemos hasta cuándo estamos aquí y que en realidad cada día puede ser el último.

Pertenecemos a una sociedad que vive de espaldas por completo a la muerte; solo hay que ver lo que pasa cuando un ser querido fallece: todo va muy rápido para terminar cuanto antes el «mal trago». Después de muchos años conviviendo con la persona, creo que no les damos la despedida que merecen o por lo menos así lo he sentido en varias ocasiones cuando he acudido a diferentes entierros, con misas exprés con un cura que no conocía a la persona fallecida y que ponía el mismo tono de voz que cuando un teleoperador te llama para ofrecerte la nueva oferta de telefonía. Daría igual que pusieran una grabación automática, pues no aportan consuelo ni sentido a la situación; por lo menos esa ha sido mi experiencia. Nadie da ningún discurso sobre el fallecido ni le dedica unas palabras; parece como que no queremos contactar con la despedida. Incluso hay algo que a mí me parece devastador, y es que en muchas ocasiones los médicos no les dicen a los pacientes que van a morir. Sí a la familia, pero no a ellos, con lo cual están privándoles del privilegio de despedirse de esta vida y de sus seres queridos. En este sentido, mi abuelo Delfín fue para mí un ejemplo de muerte digna. Cuando falleció tenía noventa y cuatro años y hasta ese momento, pese a sus varios achaques, vivía bastante tranquilo, dedicado a sus cuadros, a sus libros y con la constante compañía de mi madre, que lo acompañó todos los días de su vejez. Un día, se puso muy malito y mi madre lo llevó a urgencias. El médico nos dijo que no había nada que hacer, que su estado de salud no permitía ningún tipo de intervención y que le quedaban días. En ese momento, mi marido y yo estábamos de vacaciones en Marbella. Lo dejamos todo, cogimos el coche y nos fuimos a despedirnos de él. Me quedé impactada por su entereza. Él llevaba años diciendo que estaba esperando «el gran viaje» y esos días me dijo que sabía que iba a morir, aunque el médico no se lo había dicho. Se despidió de todos sus nietos y a algunos les dio consejos para la vida. Tuve la suerte de que a mí ya me los había dado todos, porque, por fortuna, pasé muchas tardes con él a lo largo de mi vida. Estuvo varios días despidiéndose y yo también pude despedirme de él. Creo que esa oportunidad es algo que deberían darnos siempre; aunque sea una realidad difícil de sostener es, al fin y al cabo, la realidad. Desde mi parecer, es mucho mejor —por lo menos para los que se quedan, pues para el que se va no lo sabemos a ciencia cierta— poder cerrar bien y que la persona que se va pueda hacer un resumen de su vida e integrar el sentido que ha tenido para él. Darles un agradecimiento a sus seres queridos es algo muy beneficioso, del mismo modo que lo es que estos puedan escuchar las palabras de amor y agradecimiento de la persona que se va. Siempre recordaré una de las últimas frases que mi abuelo me dijo: «¡Machiña, los lazos del amor son más fuertes que la vida!».

La integración de la muerte en nuestra vida va a permitirnos priorizar lo que es importante y lo que no, lo que vale la pena vivir y lo que vamos a llevarnos, que es, al fin y al cabo, la experiencia. Como dice el refrán español, «La mortaja no tiene bolsillos»; no podremos llevarnos el dinero, las joyas ni los títulos.

Desde que sentí que había integrado la muerte, me sorprendió que incluso mi miedo a volar disminuyó muchísimo; ahora, cada vez que cojo un avión pienso que si ese es mi último día, estoy preparada. Conectar con la realidad de la muerte nos conecta al cien por cien con nuestra vida para que podamos vivirla con la mayor plenitud.

1.3.8. Cuidar la naturaleza y el entorno

Esta es otra necesidad humana que la concepción cultural ilusoria de Occidente del individuo como un «yo» aparte del resto no nos ha dejado ver con claridad hasta ahora. Los seres humanos vivimos interconectados con los demás y con la naturaleza. Dependemos los unos de los otros para poder vivir en paz, plenitud y bienestar. Para que nos hagamos una idea, el 80 % de nuestro cuerpo es agua. ¿Cómo vamos a cuidar de nuestro cuerpo y nuestra salud si nos dedicamos a contaminar las aguas, por ejemplo? Lo hacemos con los plásticos de un solo uso que empleamos cada día, los derivados del petróleo incluidos en los cosméticos —como las parafinas líquidas, las vaselinas, los aceites minerales y otros ingredientes, como las siliconas—... Cada vez que usamos un estropajo plástico, esas microfibras van al agua, a los ríos, igual que cuando lavamos una prenda de ropa de poliéster, nailon o cualquier fibra sintética, estamos contaminando el medioambiente. Los pesticidas, la cantidad de medicamentos que consumimos y acaban en el agua donde viven los peces. Todo lo que hacemos tiene repercusiones en nuestro medio y a su vez el medio en nosotros; somos un todo junto con la naturaleza.

La ciencia ha hablado y la urgencia de construir un estilo de vida sostenible y crear una economía basada en el cuidado y el respeto por la naturaleza y por los seres humanos es fundamental, tanto como anteponer la importancia de las personas, los animales y el medioambiente a la obsesión de hacer dinero a cualquier precio. Estas serán las claves de nuestra supervivencia y nuestro bienestar, si todos asumimos la parte que nos toca. Esto tiene que estar dirigido por nuestros representantes políti-

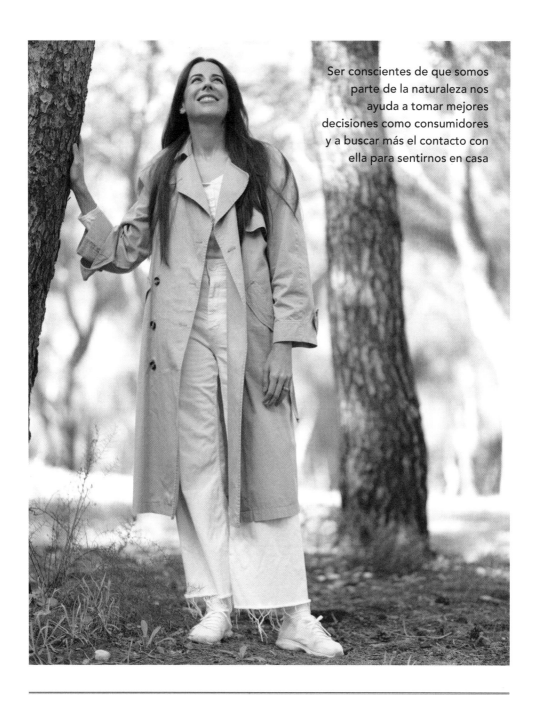

Ser conscientes de que somos parte de la naturaleza nos ayuda a tomar mejores decisiones como consumidores y a buscar más el contacto con ella para sentirnos en casa

cos. Además, cada uno de nosotros debe contribuir desde sus actos de consumo responsable: aumentar la ingesta de vegetales y reducir la de carne, dejar de comprar ropa de cadenas en las que casi el cien por cien de las prendas son de origen plástico —pues la industria de la moda es una de las más contaminantes, no solo por las fibras, también por los tintes y el transporte—... ¿Realmente es necesario vestir una prenda que viene desde miles de kilómetros? Cambiar las costumbres, usar jabones y geles en pastilla y sustituir los envases plásticos por los de cartón y vidrio, entre otros, así como reducir el consumo, va a ayudarnos a crear un planeta sostenible. La utilización de energías renovables como motor de las industrias y el transporte es otro tema clave. Otra pequeña acción que todos podemos llevar a cabo es llenar nuestra casa de plantas, como potos, que ayudan a aumentar la calidad del aire y de O_2, y reducen el nivel de CO_2.

Además de todo esto, el contacto directo con la naturaleza y practicar actividades físicas al aire libre han demostrado reducir nuestros niveles de estrés, nos ayudan a reducir la fatiga mental y tienen efectos positivos generales en nuestro bienestar. Seguro que muchas de vosotras ya lo habíais comprobado y no hacía falta que la ciencia lo corroborara. Salir un rato a pasear por la naturaleza, llenar la casa de plantas, disfrutar de momentos en la playa, etc. produce una sensación de bienestar palpable a nivel físico, emocional y mental.

Ejercicio de autocontemplación

Una vez aquí, querida lectora, puede que te hayas sentido identificada en algunos de los puntos anteriores, o quizá no tanto; por eso, para exprimir todo el jugo de la lectura y para que puedas analizar cuáles de tus necesidades están cubiertas y en cuáles puede que necesites poner más consciencia, te propongo las siguientes preguntas. Puedes apuntar cada respuesta en tu libreta de autodescubrimiento, lo que te inspira tanto a nivel mental como físico.

– **Necesidades de apego, sociales y de pertenencia:**

¿Son satisfactorias mis relaciones con los demás? Cuando paso tiempo con amigas, ¿me siento relajada, yo misma y comparto con confianza? Cuando termina el encuentro, ¿me siento más plena que cuando empezó o termino cansada, deseando irme a casa porque durante el encuentro me esfuerzo por encajar? ¿Tengo el apoyo que necesito cuando me surge un problema? ¿Estoy presente para mis amigas en el día a día, especialmente cuando necesitan apoyo? ¿Pedir lo que me gustaría o necesito y poner límites es algo que hago con naturalidad o muchas veces me quedo con las ganas y me cuesta mucho decir que no? ¿Espero que los demás se den cuenta de lo que necesito o les recrimino que no lo hagan en vez de pedirlo directamente? ¿Siento que tengo la red de apoyo social que necesito? ¿Puedo respetar las necesidades de otros y las mías, y al mismo tiempo trabajar conjuntamente para que todos podamos encajar y satisfacer nuestras necesidades de manera sana?

– **Individualidad y autoestima:**

¿Me quiero y me respeto a mí misma al cien por cien tal y como soy? Si no es así, ¿qué cosas de mí misma rechazo o no quiero aceptar? ¿Qué cosas no aceptaban de mí mis padres, profesores, amigos, etc.? ¿Lo que no me gusta de mí misma coincide con lo que mis educadores rechazaban de mí? Cuando quedo con amigos, ¿me siento yo misma o siento que oculto partes de mí para gustar a otros? Si es así, ¿qué partes son las excluidas? ¿Disfruto del tiempo que paso conmigo misma? ¿O siento demasiada dependencia de otros?

– **Fisiológicas:**

¿Dedico tiempo al cuidado de mi cuerpo? ¿Hago ejercicio habitualmente y practico algún deporte? ¿Pongo ilusión y empeño en mejorar mi alimentación y cocinar alimentos sanos y naturales, o dejo que la pereza me invada y consumo alimentos ultraprocesados con frecuencia? ¿Dedico tiempo a la meditación para potenciar mi bienestar? ¿Tengo una vida sexual activa y satisfactoria? ¿Las caricias, los abrazos y el tacto forman parte habitual de mi vida? ¿Soy consciente de cuando mi cuerpo tiene una necesidad y cuando es así la cubro, o intento evitar o evito de manera automática darme cuenta de mis necesidades, ya que me molestan durante mi horario laboral?

– **Seguridad y económicas:**

¿Me siento segura en la vida? ¿Me siento plenamente responsable de mis decisiones? ¿Siento que puedo sostenerme a mí misma y salir adelante sean cuales sean las circunstancias? ¿Soy independiente económicamente o si no lo soy, es algo temporal, ya que sé que cuando lo necesite tengo los recursos para serlo? ¿Siento que llevo el control de mi vida y esto me hace sentir segura o me siento como una víctima de mis circunstancias y de otros? ¿Me siento responsable de mi vida y decisiones o culpo a otros de mis problemas?

– **Artísticas y creativas:**

¿La creación forma parte de mi vida, sea cual sea el ámbito: escritura, pintura, dibujo, cocina, decoración, escultu-

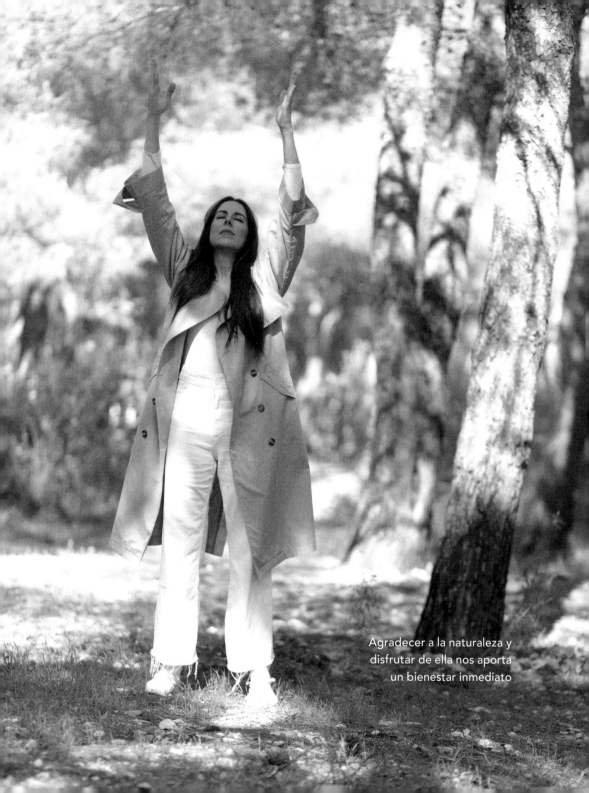

Agradecer a la naturaleza y
disfrutar de ella nos aporta
un bienestar inmediato

ra, cine, fotografía, etc.? ¿Siento que aporto mi lado creativo en mi trabajo diario o en mi tiempo libre?

– **Sabiduría-conocimiento:**

¿Dedicas parte de tu tiempo a aprender cosas nuevas o a ampliar tus conocimientos sobre temas que te interesen? ¿Esto te genera disfrute y te hace sentirte más libre y segura? ¿Compartes este conocimiento para crear un impacto positivo en tu vida y en la de los demás?

– **Espirituales:**

¿Sientes que tus creencias espirituales te reconfortan? ¿Sientes que tu vida tiene un sentido?

– **Cuidado de la naturaleza, de tu entorno:**

¿Sientes que el cuidado consciente de tu entorno forma parte de tu vida? ¿Piensas en el cuidado de las plantas, los árboles, en evitar plásticos y en los ingredientes de tus alimentos y cosméticos? ¿Eres consciente de que cuidar la naturaleza es cuidar de ti misma y de tus descendientes? ¿Tienes plantas en tu casa que ayudan a aumentar el nivel de oxígeno ambiental? ¿Dedicas tiempo a plantar árboles autóctonos en zonas destinadas para ello?

1.4. TIPOS DE TERAPIAS Y CONSIDERACIONES SOBRE EL TRABAJO TERAPÉUTICO

Si os decidís a emprender una terapia psicológica, podéis hacerlo para tratar un síntoma concreto que os produzca mucho malestar, para conoceros mejor, para mejorar vuestro nivel de bienestar o como viaje de crecimiento personal. Podemos encontrar diferentes enfoques y técnicas que resultan ser más efectivos dependiendo del malestar, la enfermedad o el problema que queramos solucionar. Muchos terapeutas trabajan de manera multidisciplinaria, usando las he-rramientas más adecuadas para cada caso.

En general, existen varios enfoques fundamentales, como el cognitivo-conductual, los enfoques psicodinámicos derivados del psicoanálisis, los enfoques más humanistas, la terapia familiar, la terapia somática, y luego existen diferentes técnicas que pueden resultar muy efectivas, como el EMDR,* el *neurofeedback*, la hip-

---

* EMDR son las siglas en inglés de *eye movement desensibilization and reprocessing* (desensibilización y reprocesamiento por movimientos oculares), un método terapéutico efectivo para tratar la ansiedad, los miedos patológicos, el trastorno por estrés postraumático, creencias irracionales, etc.

nosis clínica. Cada caso es distinto y, en términos generales, si la persona no quiere elaborar y recolocar su pasado y solo desea tratar el síntoma, las técnicas cognitivo-conductuales suelen ser las más indicadas. En casos de depresiones muy intensas y ansiedad elevada a veces también se usan, en un primer abordaje, técnicas cognitivo-conductuales; cuando los síntomas han mejorado, podemos empezar a trabajar con terapias humanistas o psicodinámicas que nos ayudan a elaborar el pasado.

Todas las técnicas pueden aportarnos diferentes ventajas y cada terapeuta tiene también su estilo personal a la hora de aplicarlas. Aquí podemos decir que cada maestrillo tiene su librillo, aunque los estudios sobre eficacia terapéutica revelan que lo más importante no es el enfoque que se usa, sino el vínculo que se produce entre el terapeuta y el paciente, y la capacidad del profesional para sentir empatía, aceptando a su paciente e interesándose genuinamente por él. Podríamos decir que el vínculo sano con el terapeuta puede resultar de por sí curativo y puede enseñarnos a crear relaciones sanas con los demás. Ese acompañamiento, no juicio, y apoyo que produce son muy beneficiosos. De forma simbólica y dependiendo de la terapia, revivir este vínculo puede ayudar a sanar nexos pasados con nuestros padres o cuidadores y a recolocar e integrar nuestro pasado para vivir en el aquí y el ahora de manera más plena.

Eso sí, debemos asegurarnos de buscar una terapeuta licenciada en psicología, con su especialidad terapéutica o máster. Lo digo porque, por desgracia, hay muchísimo intrusismo profesional. Existen escuelas privadas que crean formaciones independientes y hay personas que en un año están haciendo lo que algunos llaman *coaching* o «acompañamiento», incluso terapia, sin tener el bagaje, la formación ni el trabajo personal necesario para hacer una labor terapéutica seria y profesional. El acompañamiento lo hace una madre, una hermana, una pareja, una amiga e incluso la vecina del quinto, no un psicólogo terapeuta. Conozco personas que no son profesionales y se dedican a esto con resultados nefastos para sus pacientes, y es devastador. En muchos casos, ser terapeuta es un caramelito para personalidades narcisistas que buscan la adoración del paciente y que disfrutan poniéndose por encima de los demás para hacer crecer su ego. Este es un tema desagradable, pero la psicología, como cualquier otra disciplina, tiene sus sombras, y yo quiero arrojar luz sobre ellas. La psicología es una profesión de servicio en la que, como en toda profesión sanitaria, el paciente o cliente va a exponernos su vulnerabilidad; por eso, tratarlo con el máximo respeto es la piedra angular de una terapia efectiva. Los terapeutas somos casi meros espectadores. Los protagonistas, los que cambian y los que hacen el proceso son los pacientes, y el mérito es en un 99,99 % del paciente.

Me parece importante decirlo para que os cuidéis en este aspecto y os toméis vuestro tiempo para buscar el profesional adecuado, con sus títulos correspondientes y su experiencia profesional. Alguien que os explique su manera de trabajar. Yo he tenido sesiones fantásticas con grandes profesionales y otras veces me he topado con personas que no tenían la formación ni la experiencia ni seguían el más mínimo código ético. Para mí es fácil detectarlo; quizá no lo sea tanto para alguien que no tenga experiencia en la materia.

Lo más importante de una terapia es el vínculo terapéutico; por eso, ponernos en manos de auténticos profesionales es muy importante para sentirnos seguros y avanzar en los temas que queramos trabajar.

En este capítulo hemos tratado con detenimiento el tema de las necesidades humanas. Quizá durante la lectura os hayáis reconocido en algunos puntos y hayáis anotado algunas necesidades que tengáis que trabajar en vuestro caso particular. Tal vez ya llevéis un largo trabajo personal y ya tengáis vuestras necesidades cubiertas o puede que os sintáis abrumadas porque penséis que os queda mucho trabajo por hacer. En este punto es muy importante que respetemos nuestro proceso, que es diferente para cada persona. Es posible que algunas necesitéis más tiempo e ir, poco a poco, tomando conciencia, y que otras avancéis de una manera más rápida; conozco todo tipo de casos, de cambios muy rápidos que se mantuvieron en el tiempo y de personas que han ido cambiando pasito a pasito. Aquí cada caso es un mundo y cada persona tiene su ritmo de cambio. Respetar ese ritmo es un punto importante para ir reconociendo nuestros avances en el aquí y el ahora, en vez de pensar solo en la meta.

Cuando empecé a involucrarme en mi trabajo personal, pensé que solo con tratar un tema este ya quedaba solucionado por completo, que no volvería a causarme dolor y que podría pasar a la siguiente cuestión. Cuál fue mi sorpresa al descubrir que, pasado un tiempo, el tema volvía a surgir, eso sí, con menor impacto e intensidad en mi vida. Uno de mis profesores me explicó que el trabajo terapéutico funciona como una espiral ascendente, en la que vamos trabajando un tema y subimos al siguiente nivel, y cuando ese asunto vuelve a surgir lo hace en un nivel inferior y tiene menos efecto en nuestra vida. Me pareció una explicación brillante y quizá muchas de vosotras hayáis oído acerca de la espiral del trabajo personal; ahora, cada vez que resurge uno de «mis temas», sonrío, me acuerdo de esa espiral y pienso en el avance que ya he hecho, y también en seguir avanzando.

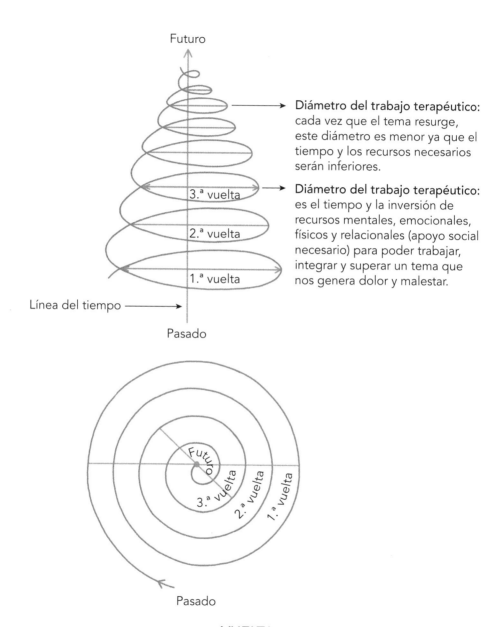

Diámetro del trabajo terapéutico: cada vez que el tema resurge, este diámetro es menor ya que el tiempo y los recursos necesarios serán inferiores.

Diámetro del trabajo terapéutico: es el tiempo y la inversión de recursos mentales, emocionales, físicos y relacionales (apoyo social necesario) para poder trabajar, integrar y superar un tema que nos genera dolor y malestar.

Futuro

3.ª vuelta

2.ª vuelta

1.ª vuelta

Línea del tiempo

Pasado

Futuro

3.ª vuelta

2.ª vuelta

1.ª vuelta

Pasado

VUELTA

2. FALACIAS COLECTIVAS FEMENINAS

(EL INCONSCIENTE COLECTIVO DE JUNG)

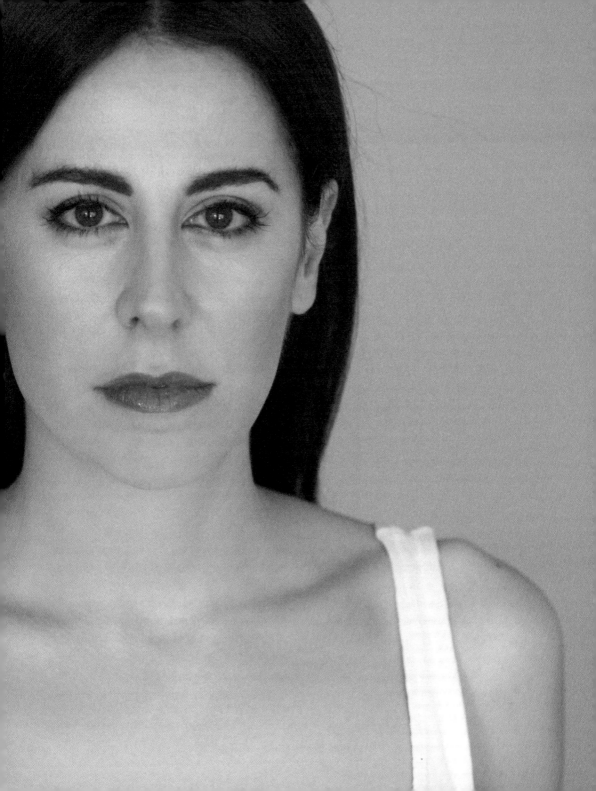

En su libro *Raíces profundas*,* las autoras citan fuentes que dicen que el testimonio de una mujer vale la mitad que el de un hombre.

Este tipo de creencias se expandían tanto en la sociedad cristiana como en la judía y la musulmana, donde las mujeres tenían muy poco poder de decisión y vivían a expensas de su padre o marido, al que debían obediencia.

Incluso viajando más cerca, a principios del siglo pasado, en España y Europa, nos encontramos con sociedades que no permitían el acceso de la mujer al conocimiento y la cultura, a las profesiones remuneradas ni a la independencia económica. Mi abuela Casilda me contaba que en España, durante la dictadura franquista, si quería ir de viaje y salir del país o abrir una cuenta en un banco, necesitaba el permiso de su padre o marido. Durante la Primera y Segunda República, esto cambió gracias al esfuerzo de muchas mujeres. Se recogió en la nueva constitución, que se creó, en parte, gracias a todo el esfuerzo de la diputada Clara Campoamor, que luchó para incluir la igualdad de sexos y nuestro derecho de acceder al mundo laboral, a la educación e incluso el derecho al divorcio, pues «el matrimonio se funda en una igualdad de derechos para ambos sexos». Aunque esta era la teoría, si una pareja se divorciaba o se casaba por lo civil, lo que solía ocurrir era que los sacerdotes promulgaban en sus sermones que se les negarían los sacramentos a sus hijos. Con esto podemos ver que la Iglesia católica no estaba de acuerdo con los nuevos derechos y que a pesar de las nuevas leyes escritas había mucha presión social para que nada cambiara. Poco después, con la guerra civil y la dictadura franquista, que duró casi cuarenta años, volvieron el oscurantismo y la falta de libertad, tanto para mujeres como para hombres, pero en especial para nosotras.

Es cierto que en muchos casos hemos tenido que esforzarnos el doble para ser vistas y conseguir el mismo puesto que lograba un hombre con mucho menos trabajo. Quizá el mismo hecho de que nos esforzamos mucho para conseguir nuestras metas es lo que nos dé la sensación de que en realidad hay alguna carencia que compensar. Algunas teorías también hablan de que tal vez haya alguna lealtad con nuestras antepasadas, con las que nos consideramos en deuda, y en el fondo nos sentimos mal por conseguir grandes logros cuando a ellas las acallaron y arrinconaron en muchos casos. Si eso es así, agradecerles su participación pasada puede ayudarnos a abrazar nuestro éxito actual.

Pensar que en cualquier momento vendrá alguien y descubrirá que en realidad no tenemos talento puede venir de

---

* María Jesús Fuente y Remedios Morán, (eds.), *Raíces profundas. La violencia de género contra las mujeres (Antigüedad y Edad Media)*, Madrid, Ediciones Polifemo, 2011.

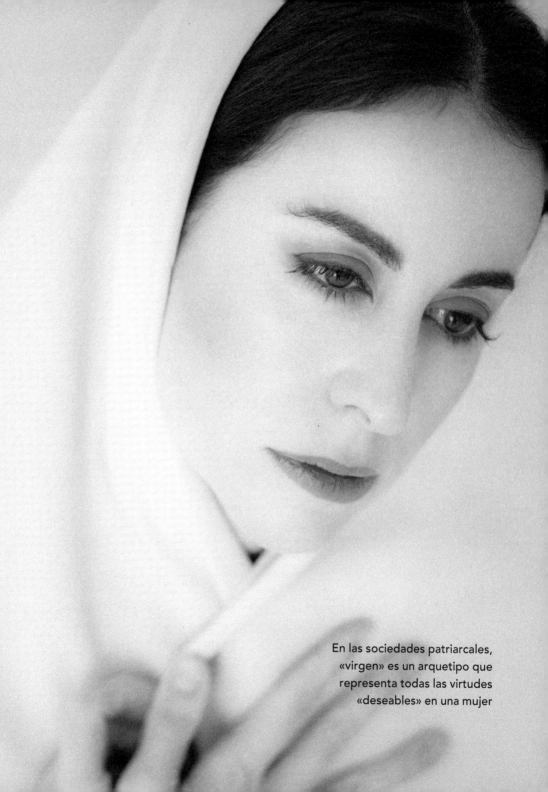

En las sociedades patriarcales,
«virgen» es un arquetipo que
representa todas las virtudes
«deseables» en una mujer

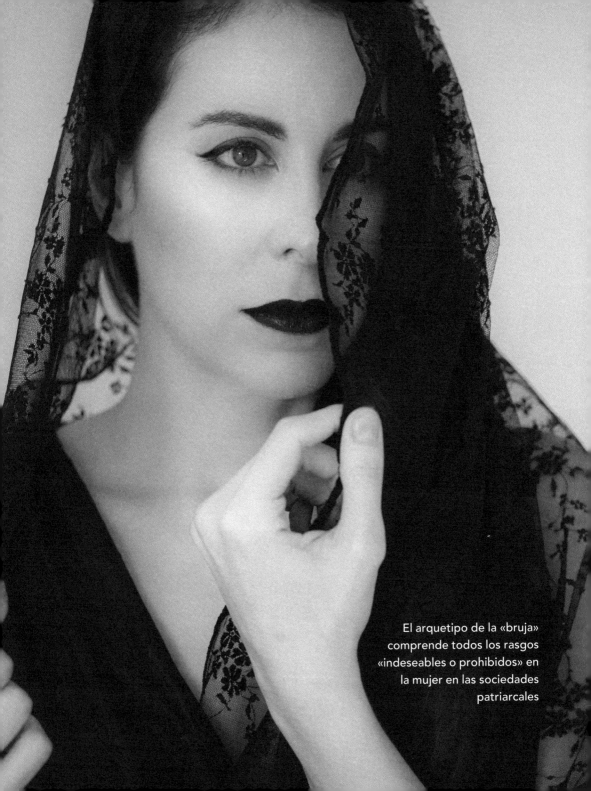

El arquetipo de la «bruja» comprende todos los rasgos «indeseables o prohibidos» en la mujer en las sociedades patriarcales

nuestros miedos pasados. En el pasado, teníamos que estar muy atentas y vigilantes, ya que cualquier mínimo error podía hacernos perder el favor de nuestro esposo y de la sociedad, y provocar que nos repudiaran.

Quizá tampoco ayuda, como decía Margaret Mead (y citan Pauline Clance y Suzanne Imes), «las mujeres exitosas o independientes somos vistas como una fuerza hostil y destructiva dentro de la sociedad, la feminidad de una mujer es cuestionada por su éxito».* Cuando un hombre en un puesto de responsabilidad tiene un carácter fuerte, es un líder nato; en cambio, una mujer es una amargada y una mujer difícil. Arquetipos como la «mala mujer», «la bruja», «la estafadora» entrarían aquí en juego.

También está el hecho de que ser modesta era un gran valor para la mujer: no destacar, estar en un segundo plano. Salir a la palestra destacando en algo puede hacer que sintamos que no estamos cubriendo estas expectativas de «calladita estás más guapa». Quizá puede que, al reconocer nuestra valía, sintamos que «pecamos» de vanidad, y esto no se encuentra entre las cualidades de una «señorita» que se precie, relacionadas con el arquetipo «virgen».

---

* Citado del artículo de Pauline Clance y Suzanne Imes en https://www.paulineroseclance.com/pdf/ip_high_achieving_women.pdf

Sea cual sea el motivo que subyace a esta falacia dentro de cada una de nosotras, si pensamos en cuál sería la actitud sana para abrazar el éxito, ambas actitudes extraídas del estudio de Clance e Imes pecan de falta de ecuanimidad. Ambas son falacias: ni la actitud de las mujeres que piensan que el mérito no es suyo y se lo atribuyen a la suerte o al durísimo trabajo, como si esa capacidad de trabajo no fuera algo de lo que estar orgullosas, ni la actitud de esos hombres que piensan que todo el mérito es suyo, cuando todas conocemos hombres mediocres que trabajan en puestos intermedios y tienen un ego enorme. En realidad, para conseguir el éxito hacen falta lo que yo llamo las «tres patas del éxito»: talento, trabajo duro y suerte. Las tres son fundamentales y si negamos cualquiera de ellas, no estaremos siendo ecuánimes. Fijaos en el ejemplo de Wolfgang Amadeus Mozart, la persona con más talento musical innato conocida hasta la fecha. Mozart tenía el oído absoluto y era capaz de escuchar por primera vez una melodía y reproducirla al momento al piano. A pesar de su gran talento, trabajó muy duro durante toda su infancia y corta vida adulta para poder componer sus obras. Además de esto, si no hubiera tenido la suerte de nacer en Salzburgo, en una familia con acceso a instrumentos musicales, en una ciudad en la que la música se valoraba como algo muy impor-

tra mejor baza a la hora de conseguir un esposo. Cuanto más bellas éramos, mayores posibilidades de conseguir un marido con una mejor posición social, lo que implicaba mejor calidad de vida para nosotras y nuestros descendientes. Esto fue así desde las primeras civilizaciones, pasando por la Edad Media, hasta el siglo pasado. Vemos en la *Guía de la buena esposa* consejos como «luce hermosa», «descansa cinco minutos antes de su llegada para que te encuentre fresca y reluciente». Como decía Carreño en su *Manual de urbanidad y buenas maneras*, las reglas de urbanidad son más estrictas cuando se aplican a la mujer, que siempre debe «lucir con mayor compostura que el hombre». Nuestra imagen debía ser pulcra, cuidada, y la belleza y el cuidado físico eran una condición básica para que se nos aceptara en sociedad, aunque se nos exigiera mayor cuidado con respecto al que se les exigía a los hombres. Lo mismo ocurre hoy en día: tanto en persona como públicamente, la belleza de la mujer parece ser una condición *sine qua non* para que nos valoren.

Como decía al principio del libro, la belleza es algo que nos impulsa a sentirnos bien tanto si somos mujeres como hombres; es algo que es preciso cuidar y potenciar, pero ¿hasta qué punto ser consideradas guapas influye en nuestra autoestima?, ¿nos maquillamos y nos cuidamos el rostro como algo que aporta un plus a nuestra vida y nos hace sentirnos mejor, o nos sentimos no válidas si un día salimos de casa ligeramente despeinadas y sin maquillar?, ¿aceptamos la pérdida de juventud natural que nos da la edad a la vez que ganamos en bienestar, madurez, experiencia y plenitud como personas, o nos sentimos menos válidas por el simple hecho de envejecer, como si nuestro mayor valor en la vida fuera nuestra belleza?, ¿cuál es el peso de los mensajes que nuestra familia nos daba sobre esto?

2.4. CALLARSE PARA SER «UNA SEÑORA»

A mi abuela Marisa

La «señora» es otro arquetipo conocido, y esta es otra falacia que viene de lejos. Siempre que oigo esta frase, algo chirría en mi interior.

Como os explicaba antes, en el pasado, en la cultura occidental, el lugar de la mujer implicaba estar en un segundo plano, facilitarle la vida a su marido o al padre y no molestar, y mucho menos opinar, pues según algunas voces de la historia ya mencionadas, estábamos menos capacitadas mentalmente. En fin, ¡qué locuras! Además de esto, nos exigían extrema delicadeza, pudor, inocencia, etc. Si estábamos en desacuerdo con algo o enfadadas por cualquier cuestión, expresarlo claramente no

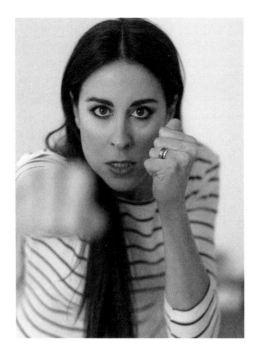
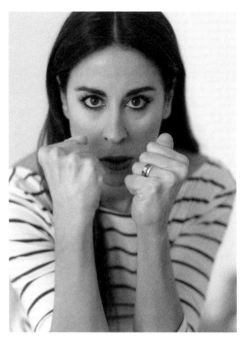

La rabia es una emoción históricamente
prohibida para la mujer

era algo «de señoritas» y no cumplía con el objetivo de complacer a todo el mundo. Si estudiamos el libro de Carreño antes citado, que habla de las reglas de etiqueta en el siglo XIX, veremos que es cierto que estas eran muy estrictas tanto para mujeres como para hombres, pero las de las mujeres lo eran más aún.

En su libro *La creación del patriarcado*,* la historiadora y activista feminista Gerda Lerner afirma que una de las manipulacio-

nes más grandes del patriarcado a la hora de hacer que las propias mujeres colaboremos en él es la de crear una división entre las mujeres «respetables» y «no respetables» en cuanto a sus actividades sexuales y sociales. Se premiaba con beneficios sociales y económicos a las mujeres que cumplían esas normas y que «se comportaban»; a las que no, se las condenaba al rechazo social y, en muchos casos, a la pobreza. Ya sabéis lo fuerte que es el sentido de pertenencia, y ante esta manipulación, la gran mayoría de las mujeres decidieron «pertenecer» al grupo de las «respetables»

---

* Gerda Lerner, *La creación del patriarcado*, Pamplona, Editorial Katakrak, 2017.

y seguir a rajatabla estas normas, aunque fueran claramente injustas. A partir de aquí, el enfado y la rabia fueron emociones prohibidas para las mujeres, al igual que en otras ocasiones mostrar tristeza o depresión han sido emociones prohibidas para los hombres.

Volviendo a la frase de «se calla porque es una señora», la he oído en concreto no solo en comentarios generales sobre acallar nuestra opinión en caso de discrepancias, sino en otros relativos a la infidelidad. Para mencionar un tema social, voy a poner el conocido caso de un alto cargo público español. La mujer de este cargo público recibe elogios por ser una «señora», callarse y seguir sonriendo a la cámara; en cambio, si la infiel hubiera sido ella, su conducta habría sido totalmente reprobable y en absoluto digna de una señora. En cambio, si él es o no «un señor» no se pone en duda. La «señoridad» de los hombres no depende de su conducta; ellos pueden hacer casi lo que quieran y seguir siendo señores. Volviendo al pasado, podemos ver que en textos romanos de comienzos del siglo II a. C., Catón el Viejo dice: «Si has sorprendido a tu esposa en adulterio, puedes matarla impunemente sin juicio, pero ella no se atreverá a tocarte con el dedo si tú cometes adulterio, no tiene derecho».* Estos

son solo ejemplos que hablan de las grandes desigualdades y que podemos encontrar en la literatura histórica. Nos permiten ver que en el inconsciente colectivo de nuestro día a día y nuestro lenguaje, quedan resquicios muy integrados. Es muy interesante analizar estos mandatos en nuestra historia personal y ver si hoy en día todavía tienen influencia en nuestra conducta y nos impiden expresarnos con libertad. Es interesante ver si aún estamos enganchadas a la idea de querer ser parte del grupo de las «respetables» y lo que eso nos supone en nuestra vida diaria. Expresar una opinión diferente puede ser algo que se haga con el máximo respeto hacia la otra persona, pero, del mismo modo, expresar con libertad lo que queremos decir también es un acto de respeto hacia nosotras mismas.

2.5. EL ESTIGMA DE LA HISTERIA: HISTÉRICAS, LOCAS Y BRUJAS

A mis tías abuelas Ade, Luci, Mari y Sara

«Histeria» es un término muy antiguo que desde la Grecia clásica se usaba para designar una supuesta enfermedad que afectaba solo a las mujeres. Se creía que esta enfermedad estaba causada por nuestro útero (*histeros*), que supuestamente viajaba por el interior del cuerpo y

---

*   María Jesús Fuente y Remedios Moran, *op. cit.* (eds.).

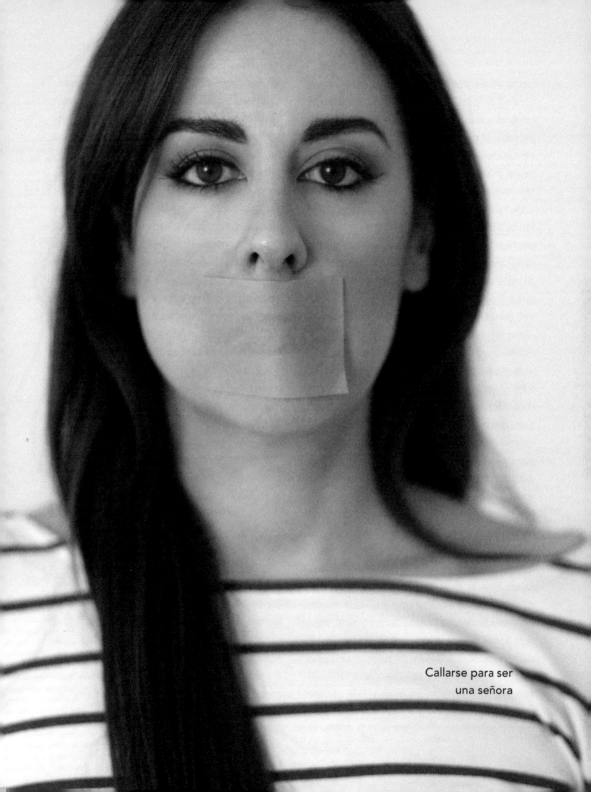

Callarse para ser
una señora

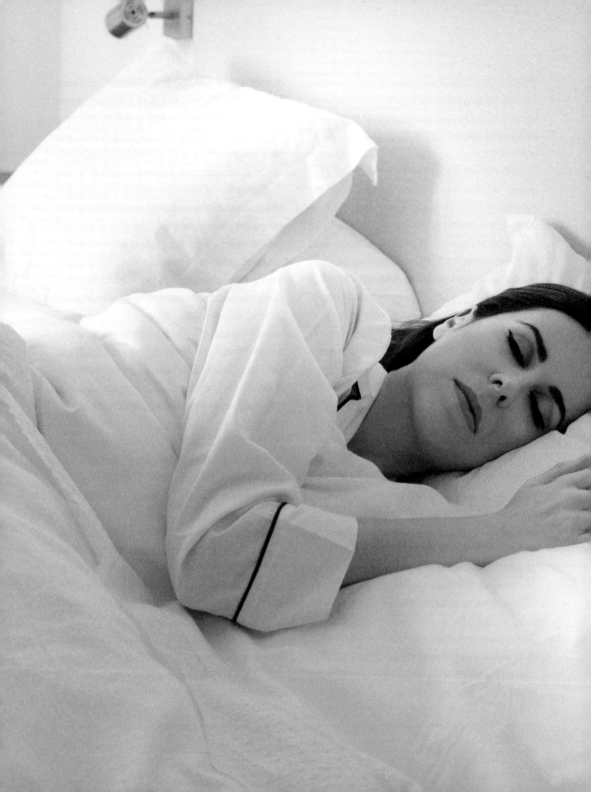

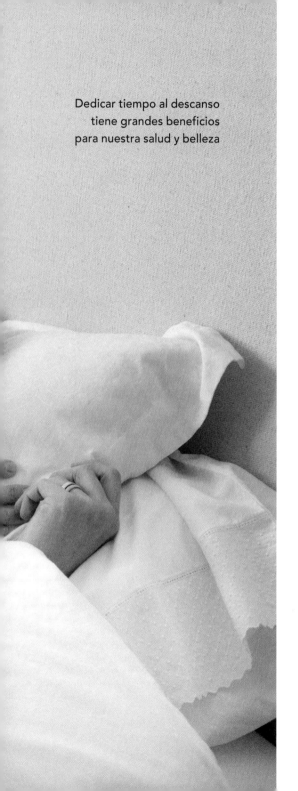

Dedicar tiempo al descanso
tiene grandes beneficios
para nuestra salud y belleza

que vivían en Córdoba no tendrían acceso a heredar los bienes de sus respectivos maridos si estos fallecían. Parece que a la reina Isabel le molestaba tanto ver a las mujeres ociosas durante el día que se tomó muy en serio la tarea de penalizarlas.

Esta falacia está muy unida a la del perfeccionismo. Parece que nuestro nivel de esfuerzo para que nos acepten o conseguir el éxito ha de ser muy alto y no debemos relajarnos nunca, no vaya a ser que incurramos en algo que nos haga perder nuestro estatus. Pararnos a reflexionar cuánto esfuerzo extra hay en nuestra vida puede ayudarnos a tomar conciencia de hasta dónde el esfuerzo que ponemos en nuestro día a día está hecho desde el disfrute, desde la idea de compensar algo o de recibir aprobación exterior.

2.7. SUFRIR ES DE SANTAS Y DISFRUTAR, DE PECADORAS

A mi tía abuela María

La pureza y santidad que implicaba una vida de sufrimiento y sacrificio han sido valores exaltados por la Iglesia católica durante toda la Edad Media. El sufrimiento en esta vida era un medio para lograr la paz eterna en la otra. Aún hoy podemos ver la exaltación de la imagen del sufrimiento en la Semana Santa. Los pasos o tronos en los que se pasean imágenes ensangrentadas,

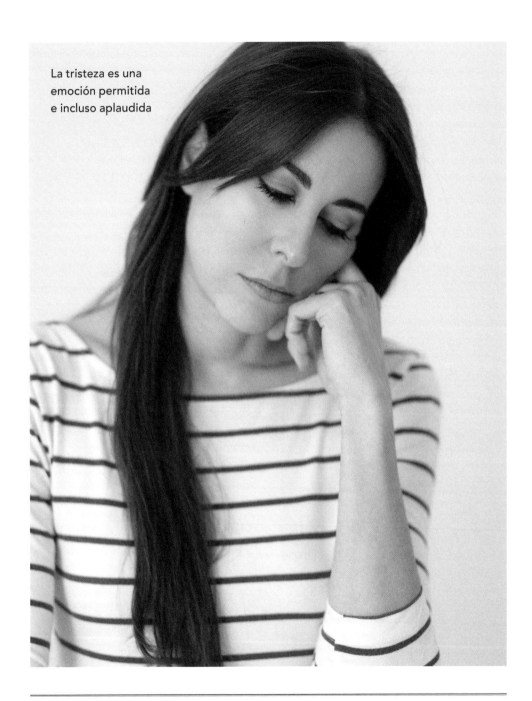

La tristeza es una
emoción permitida
e incluso aplaudida

dañadas, sufriendo lo indecible siguen saliendo cada Semana Santa como una tradición eterna. Entiendo el sentimiento que se genera durante esas manifestaciones, esa exaltación emocional grupal, que es lo que muchas personas buscan de ese momento. Lo respeto, pero ¿hasta qué punto exaltar el dolor y el sufrimiento es sano? Podemos ver este tipo de comportamientos más aún en mujeres que rondan los ochenta o noventa años; para ellas la palabra «disfrute» era sinónimo de «pecado». Supongo que, en busca de pertenencia al grupo de las respetables, reprimían sus deseos para mantener una imagen de sacrificio, castidad y santidad.

Fijaos en hasta dónde el disfrute se veía como algo impropio de las mujeres respetables: el famoso médico Gregorio Marañón dijo que el orgasmo no era propio de las mujeres, que solo podían alcanzarlo las mujeres viriloides. Hasta ese punto no se tenía en cuenta el disfrute femenino. Al hombre jamás se le ponía en duda, y a la mujer que tenía la suerte de tener una pareja con la que llegaba al orgasmo se la acusaba de «viriloide». En fin, el mensaje está claro: los hombres lo hacían todo bien por naturaleza y nosotras representábamos la desviación. Incluso Freud lo menciona: «la libido tiene forma y esencia masculina, aparezca en el hombre o en la mujer».*

---

* Simone de Beauvoir, *El segundo sexo*, Madrid, Cátedra, 2019 (1949).

Vamos, chicas, que parece que el disfrute era algo para los hombres y que a nosotras se nos reservaba el sufrimiento.

2.8. TU CUERPO ES ALGO IMPURO E INDIGNO, Y TIENES QUE TAPARLO

«Castidad», «decoro» y «recato» son otras de las palabras más asociadas con las mujeres en el *Manual de urbanidad y buenas maneras* de Carreño. Esta falacia sigue teniendo hoy mucho peso social. Durante siglos, el cuerpo de la mujer fue objeto de las decisiones de los hombres y se puso a disposición de la Iglesia y el Estado. Nuestro cuerpo seguía viéndose como algo no natural, indigno; no se podía enseñar y era fuente de pecado. Era el culpable directo de la tentación que los hombres podían sentir. Esto se puede ver claramente en los textos inquisitoriales. De hecho, según Gerda Lerner, el control de nuestra sexualidad por parte de los hombres es una de las claves de la creación del patriarcado desde las sociedades prebabilónicas. Aún hoy, en muchos países, no se permite el aborto, se nos obliga a casarnos incluso desde niñas y se decide sobre nuestra vida o muerte basándose en nuestras actitudes sexuales.

Fijaos hasta qué punto algunos machistas ven hoy nuestro cuerpo como algo indigno que aún hay personas que se escandalizan cuando una mujer da el pecho a un bebé en público. En realidad, el cometido de nuestro pecho es alimentar a nuestros bebés. De hecho, en varias culturas indígenas el pecho no se considera una zona erógena, sino que es un medio de alimento, por eso no suelen cubrirlo. Esto nos indica que nuestro cuerpo sigue siendo fuente de controversia y que muchos hombres y mujeres se sienten con la libertad de juzgar hasta qué punto es apropiado o no enseñarlo, incluso en circunstancias de necesidad como amamantar a un bebé.

Hoy en día presenciamos formas muy distintas de verlo desde el propio feminismo. En el siglo xx, la mayoría de las feministas consideraban que el hecho de que mostráramos nuestro cuerpo era un símbolo machista que potenciaba que no nos respetaran como personas, sino que nos vieran como un objeto. Si lo hacíamos con el objetivo de complacer a los hombres, como una manera de ser vistas y valoradas en el mundo, esto hacía que los hombres nos vieran con deseo a la vez que con desprecio, como una mujer «de segunda» y que no nos respetaran. Por otro lado, asistimos hoy al nacimiento de nuevas voces feministas que reclaman nuestro derecho a enseñar lo que queramos sin miedo al juicio; es decir, nadie tiene que poner adjetivos a una mujer por el porcentaje de piel que enseña o tapa. Nuestro cuerpo es sagrado y mostrarlo no es

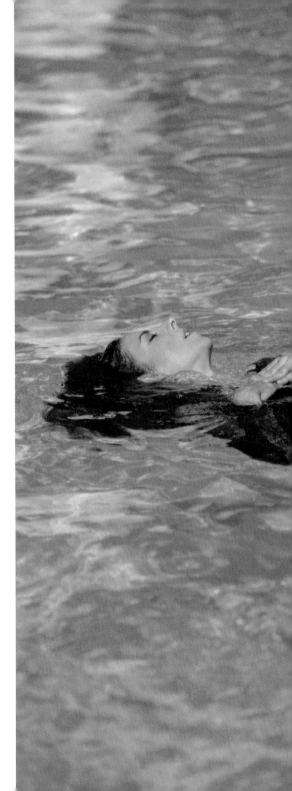

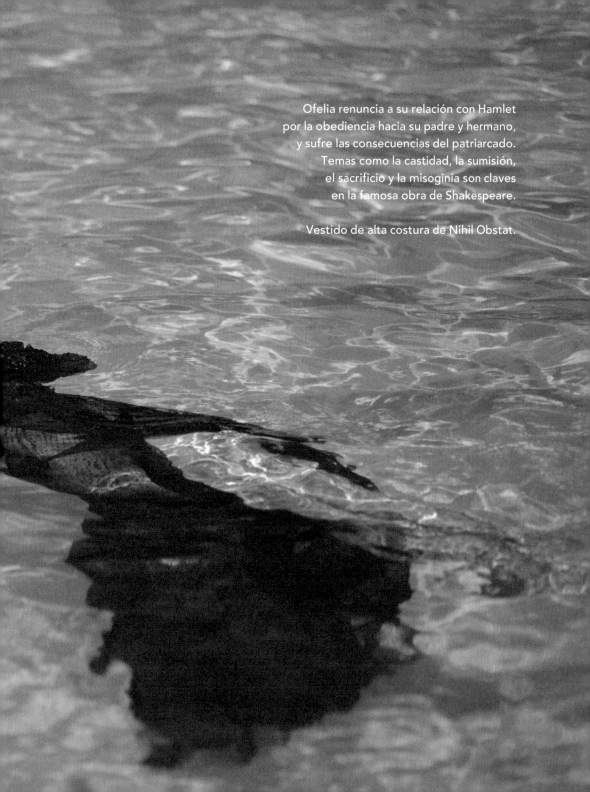

Ofelia renuncia a su relación con Hamlet
por la obediencia hacia su padre y hermano,
y sufre las consecuencias del patriarcado.
Temas como la castidad, la sumisión,
el sacrificio y la misoginia son claves
en la famosa obra de Shakespeare.

Vestido de alta costura de Nihil Obstat.

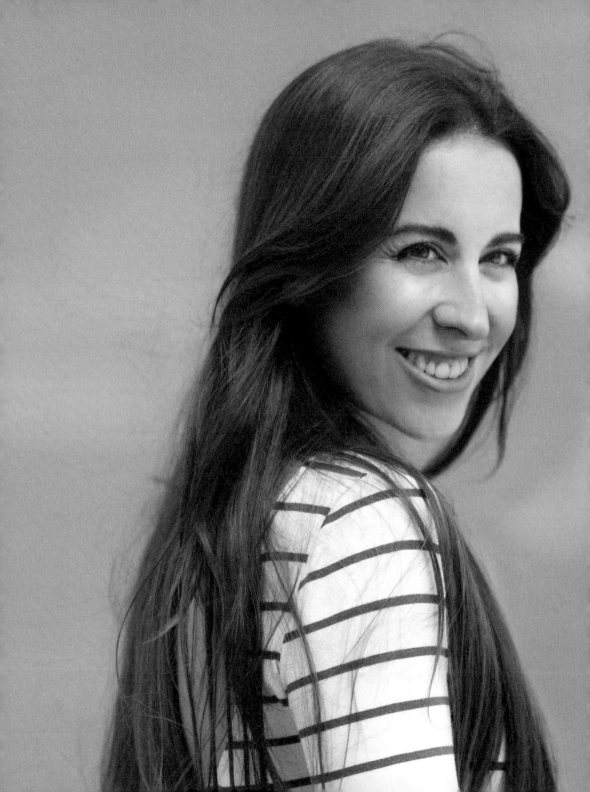

3. BIENESTAR Y BELLEZA EN EL DÍA A DÍA

DENTRO Y FUERA: MI RUTINA INTERIOR Y EXTERIOR (TAL COMO ES DENTRO, ES FUERA)

El autocuidado es una de las máximas expresiones de la intención amorosa hacia nosotros mismos y hacerlo con consciencia, con agradecimiento y respeto hacia nuestro cuerpo va a aumentar nuestro disfrute y bienestar; al fin y al cabo, si lo pensamos, nuestro cuerpo está formado por mil millones de células que están día a día trabajando para que podamos vivir y mantener nuestra salud. Pensar en esto me conecta con un amor muy grande y un agradecimiento enorme hacia mi cuerpo, y me dan ganas de cuidarlo cada vez más. Este cuidado puede entenderse de manera amplia: empieza por nuestra respiración, la alimentación, con qué personas elegimos pasar nuestro tiempo, el bienestar emocional, mental y también aspectos de higiene personal como el cuidado de nuestra piel, del cabello, y nuestra manera de vestirnos. Todos estos cuidados pueden tener un impacto decisivo en nuestra calidad de vida.

Si, como ha revelado la ciencia, lo externo también moldea nuestro cerebro, cuidar nuestra belleza exterior puede potenciar nuestro sentimiento de poder personal. Esto es algo muy palpable. Cada vez que grabo un vídeo de maquillaje y empiezo a aplicar los productos, según voy avanzando me siento más guapa, más llena de energía, de seguridad y, a nivel corporal, noto distensión, expansión, fuerza y energía. Utilizar la herramienta del maquillaje y la belleza como un elemento más para transitar nuestro poder personal y nuestra fuerza es un recurso fantástico que puede servirnos de ayuda en cualquier ocasión, pero sobre todo si estamos pasando por un mal momento. Puede resultar un impulso importante y darnos fuerza para avanzar y superar nuestras dificultades. Si queréis profundizar sobre los efectos de la belleza, os recomiendo el programa de la televisión estadounidense *Queer eye*.

También podemos usar los cambios en nuestro aspecto físico para transitar por cualquier emoción que creamos que tenemos abandonada; por ejemplo, la ternura. Si somos personas que debemos potenciarla, podríamos hacerlo con un maquillaje *baby doll*, usando tonalidades rosas, o si queremos contactar con nuestra fuerza,

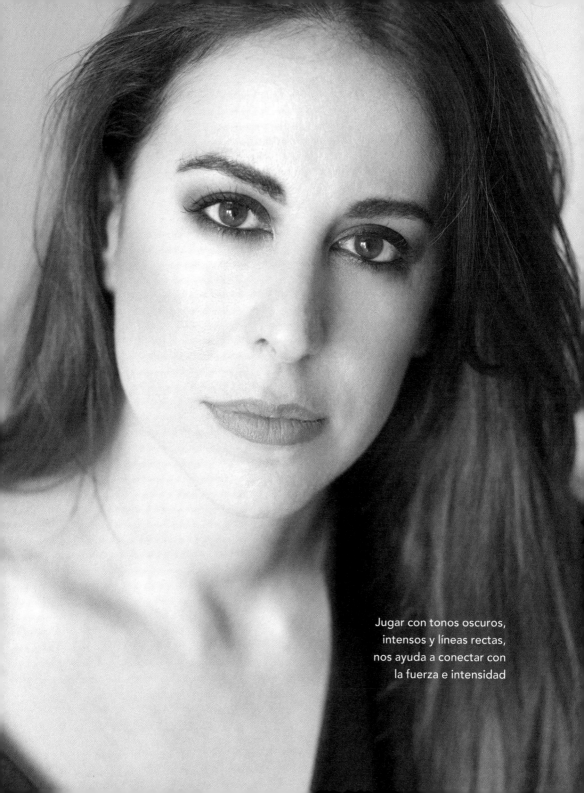

Jugar con tonos oscuros,
intensos y líneas rectas,
nos ayuda a conectar con
la fuerza e intensidad

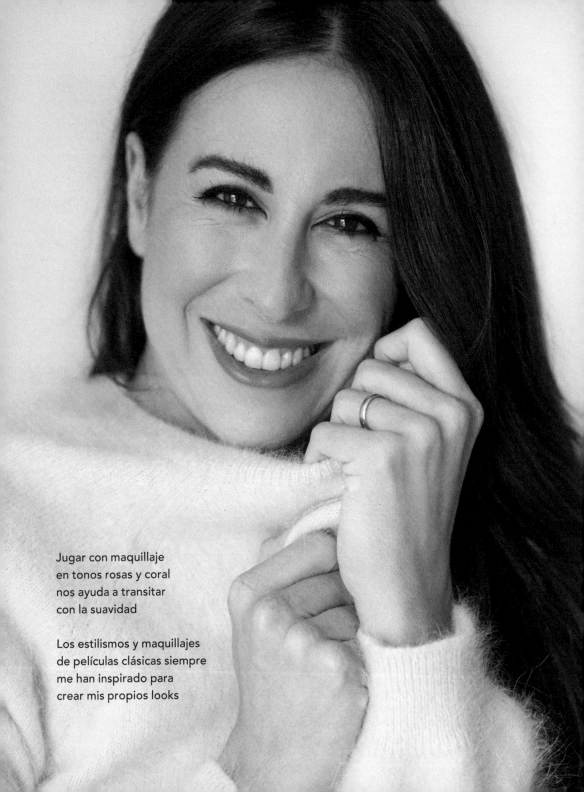

Jugar con maquillaje
en tonos rosas y coral
nos ayuda a transitar
con la suavidad

Los estilismos y maquillajes
de películas clásicas siempre
me han inspirado para
crear mis propios looks

podemos emplear tonos oscuros y crear un maquillaje intenso, con *eyeliner* y labios rojos o granates.

Tanto el cuidado exterior como el interior son elementos muy importantes para el bienestar. Introducir pequeños hábitos en nuestras rutinas hará que, con el tiempo, podamos notar grandes resultados.

Mi relación con el cuidado de la piel y la belleza comenzó sobre los trece años, ya que pasé de tener una piel aterciopelada, como casi todos los niños, a padecer problemas de acné. Me sentía muy mal por tener granos y mi único deseo era tener una piel normal. Fui a varios dermatólogos y sus tratamientos antibióticos solo hacían que durante el tratamiento mi acné desapareciera, pero cuando este terminaba, volvía incluso con más fuerza. Por todo ello, empecé a buscar información en libros sobre el acné y cómo cuidar la piel, y fui empapándome de conocimiento. Además de esto, la desesperación me hacía probar todo tipo de cremas y productos que no me funcionaban en absoluto; realmente no tenían ingredientes activos y estaban compuestos básicamente de la parafina líquida. Me dediqué a investigar por qué no funcionaban y qué otros productos podían hacerlo.*

Para intentar cuidar mi piel, empecé a crear una rutina diaria. Me di cuenta de

que no solo mejoraba mi cutis, sino de que me encantaba dedicar tiempo a cuidarme. Así comencé mi aventura en el mundo de la cosmética. Como, al final, probaba muchos productos, terminé siendo la *influencer* (cuando aún no existían las *influencers* como tal) de mi familia y mis amigas, que recurrían a mí para preguntarme qué productos me habían funcionado.

Por otro lado, el maquillaje me fascinó desde pequeña. A mis abuelas siempre les gustó maquillarse y mi abuela Casilda disfrutaba haciéndome peinados con trenzas mientras me contaba que, cuando era joven, le encantaba peinar a sus amigas. Si a esto le sumamos que en mi casa siempre había telas, pinturas y disfraces, no es de extrañar que desde niña jugara a disfrazarme con diferentes prendas y colores. Esto me hacía sentir muy bien; veía que un cambio de ropa o de maquillaje podía hacerme sentir de una manera u otra, y lo hice mío desde muy pequeña. Si os fijáis en mi cuenta de Instagram o en mis vídeos, soy muy camaleónica; me encanta jugar con los cambios de imagen.

Cuidar mi aspecto formaba una parte muy importante de mi vida y me hacía sentir bien por dentro y por fuera. También disfrutaba viendo el maquillaje en películas, cuadros, series de televisión, etc. En general, la belleza a mi alrededor me satisfacía, tanto si era en forma de maquillaje como de peinado, estilismo, decoración o un buen plato de comida.

---

* Si queréis saber más sobre cómo acabé con el acné, os lo cuento todo en mi vídeo https://www.youtube.com/watch?v=zFBbh9MdEZw&t=36s

cesitaba comer cantidades industriales de verdura para no quedarme con hambre, ya que la carne es mucho más densa, y luego, poco a poco, mi cuerpo fue saciándose, hasta ahora, que no solo no necesito comer carne, sino que he reducido mi ingesta en general; ya no necesito tanto. Supongo que esto también tiene que ver con que he aprendido a ver otras de mis necesidades emocionales y ya no como para «llenar esos vacíos».

Las últimas investigaciones, que se han llevado a cabo de manera longitudinal durante años, tanto en monos rhesus como en humanos, además de en muchas otras especies animales, están revelando nuevos datos muy interesantes sobre los efectos beneficiosos de reducir la ingesta para nuestra salud, el retraso del envejecimiento; la reducción de la incidencia de enfermedades como cáncer, diabetes o problemas cardiovasculares; mejoras en los niveles de glucosa, de presión sanguínea, colesterol y estrés oxidativo, que daña nuestras células y causa envejecimiento. Si, además, combinamos esta reducción con un ejercicio moderado que nos proteja contra la pérdida de masa muscular y ósea, tenemos el combo perfecto. Obviamente, las investigaciones se realizaron reduciendo la ingesta, pero asegurando una nutrición adecuada.

Aún tenemos que averiguar cuáles son los mecanismos por los que esto funciona y seguir investigando para profundizar

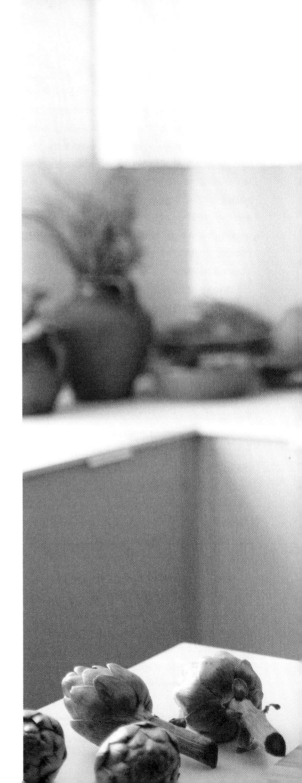

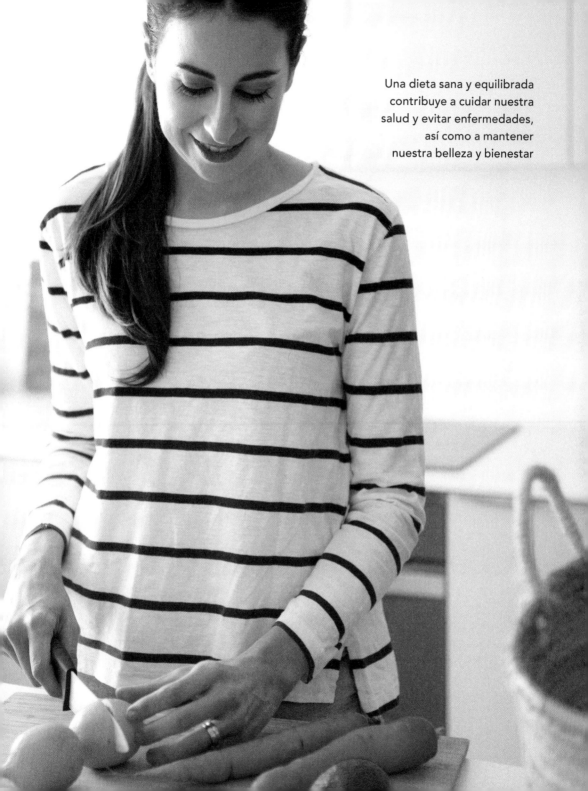

Una dieta sana y equilibrada contribuye a cuidar nuestra salud y evitar enfermedades, así como a mantener nuestra belleza y bienestar

más. Lo que me llama mucho la atención es la incidencia de dietas hiperproteicas, como el método Dukan, la dieta keto, etc., que existen hoy en día y que mucha gente sigue con la intención de adelgazar y de crear una masa muscular exagerada y antinatural, sobre todo los hombres. Habría que ver el efecto de estas dietas hiperproteicas en la salud a largo plazo. En mi caso, haber reducido la ingesta de proteína animal ha resultado muy beneficioso a todos los niveles, además de ser *ecofriendly*.

3.2. MI RUTINA ALIMENTARIA SUELE SER LA SIGUIENTE

Os hablaré de mi rutina alimentaria, para que la conozcáis. Tened en cuenta que yo, por el hecho de trabajar desde mi casa, puedo adaptar mis horarios de manera más flexible. Aunque ya sabéis lo que pienso: «Querer es poder».

6.30-8.00: Me levanto y bebo un buen vaso de agua a temperatura ambiente. La hora a la que me levanto varía, ya que como mi trabajo es muy creativo, aunque pongo el despertador a las 8.00, la mayoría de las veces me despierto sobre las 7.30, incluso, a veces, a las 5.45 con una idea para un vídeo o algo que siento que tengo que contaros. Cuando es así, me levanto y me voy directamente al estudio a escribir, aunque tengo siempre mi libretita roja en la mesilla, para apuntar ideas o

sueños que me surjan en el momento, y luego sigo durmiendo. Cuando me despierta el despertador, me quedo en la cama unos minutos meditando, centrándome en la respiración. No cojo el móvil a esas horas, para contactar conmigo misma; luego, me levanto y me pongo a trabajar. Me encantan las primeras horas de la mañana, sobre todo si es antes de las 9.00, porque es cuando recibo menos correos electrónicos y llamadas, y tengo tiempo para centrarme en mis vídeos.

Sobre las 9.00 dejo de trabajar y me tomo una fruta de temporada; luego me ducho y me arreglo.

Desayuno sobre las 11.00, dulce o salado, dependiendo de la época del año y de lo que me apetezca. Me encanta variar en el desayuno. Si tomo lo mismo todos los días me aburro; además, creo que es importante variar para darle al cuerpo la variedad de nutrientes que necesita. A veces, a media mañana, si me entra hambre, puedo tomarme unos anacardos, almendras o cualquier otro fruto seco, aunque no es habitual que esto ocurra.

15.00: Suelo comer sobre esta hora, ya que me paso la mañana inmersa en mi proceso creativo, creando mis vídeos, fotos y estudiando los resultados de las últimas investigaciones sobre el cuidado de la piel, etc. Sobre esa hora comienzo a cocinar. Muchas veces, preparo cosas que me duran dos o tres días, como hummus, paté de zanahoria, de berenjena, de setas o,

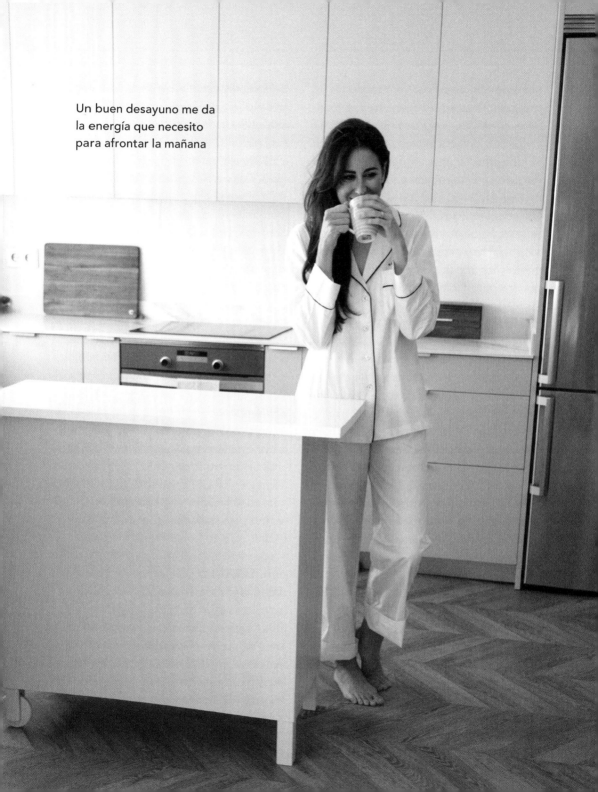

Un buen desayuno me da
la energía que necesito
para afrontar la mañana

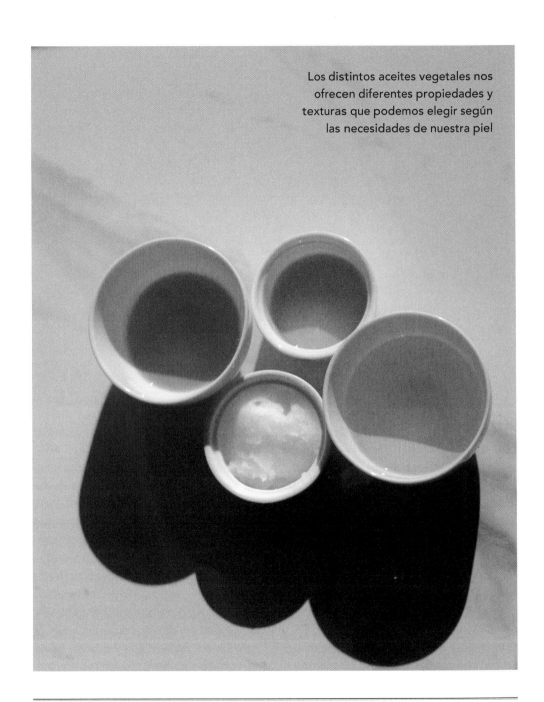

Los distintos aceites vegetales nos ofrecen diferentes propiedades y texturas que podemos elegir según las necesidades de nuestra piel

que al día siguiente me encuentro mucho mejor. La idea que hay detrás es la de una estimulación general del cuerpo. Seguramente habrá alguna explicación científica tras el fenómeno, y si no, habrá que buscarla; lo que sí sé es que es muy efectivo y que el efecto de una buena exfoliación es parecido a este. A veces, me hago una exfoliación corporal cuando me siento muy cansada y noto que necesito energía; incluso me doy el capricho de acudir a un centro de estética para una sesión de exfoliación y masaje corporal. Me encantan estos tratamientos, porque me producen, por un lado, una sensación de bienestar y de relajación, y, por otro, de activación, a la vez que me dejan una piel fantástica.

Después de la ducha, me pongo la toalla en el pelo y, mientras el cabello se seca un poco, me aplico mis productos de belleza facial. Es importante que podamos hacerlo antes de secarnos el pelo, ya que, sea cual sea nuestro tipo de piel, el secador puede deshidratarnos el rostro y el cuello sin que nos demos cuenta.

Primero, como en la ducha ya me he lavado el rostro con un producto específico, me aplico un tónico, normalmente un hidrolato vegetal al 100 %, de producción ecológica, dependiendo de las necesidades de mi piel. Últimamente soy muy fan del hidrolato de rosas, que ayuda a calmar la piel, hidratarla y a evitar arrugas y flacidez.

Después suelo aplicarme un sérum o ampolla antioxidante, habitualmente Vitamina C con proteoglicanos, que le aporta a mi piel luminosidad y efecto tensor, ya que ayuda a evitar la flacidez, hidratar la piel, combatir el envejecimiento, evitar el daño solar, etc. Después de esto, un sérum o ampollas de ácido hialurónico, para potenciar la hidratación.

A continuación, añado mi crema hidratante, que me aseguro de que tenga activos que contribuyan a evitar la pérdida de ayuda transepidérmica, incluso aportando cierta nutrición. Siempre evito los productos comedogénicos. En mis vídeos os hablo de productos que me gustan; voy probando cosas nuevas y la verdad es que hoy disfrutamos de fórmulas cosméticas muy efectivas, que nos ayudan a mejorar la calidad y el confort de nuestra piel.

Me aplico cada uno de los productos haciendo un ligero masaje que me estimule la piel. Me encantan los efectos de un buen masaje, se notan al momento. Dependiendo de si tengo más o menos tiempo, lo hago más largo, sobre todo por la mañana, pero cada día reservo unos minutos para mi masaje facial. Es muy habitual que cuidemos nuestra piel, pero muy a menudo nos olvidamos del músculo que la sustenta. Igual que hacemos ejercicio físico para mantener activos los músculos de los brazos y las piernas, y que no se vuelvan flácidos, podemos hacer lo mismo con el masaje facial. Por mi

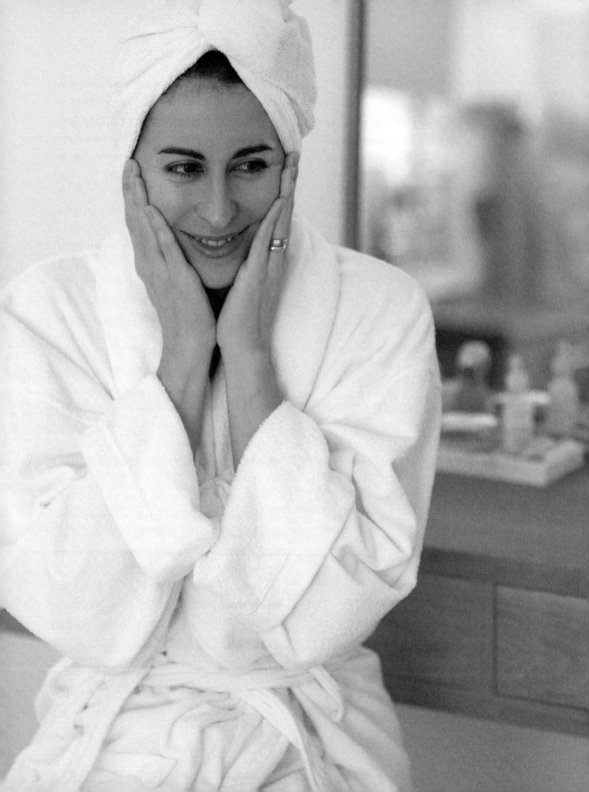

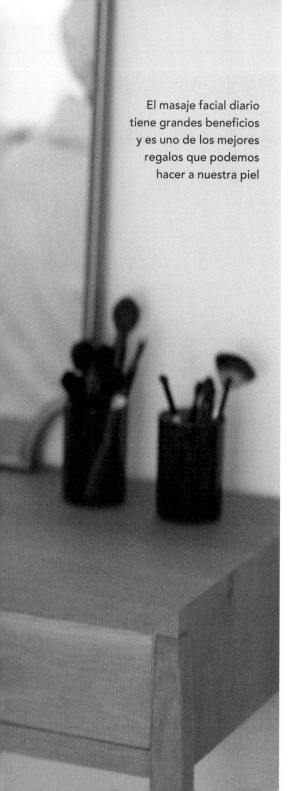

El masaje facial diario tiene grandes beneficios y es uno de los mejores regalos que podemos hacer a nuestra piel

experiencia, no solo evita la flacidez y las arrugas, sino que también favorece la regeneración de la piel, aporta luminosidad y ayuda a mantener un cutis unificado. Estos son los múltiples beneficios que he notado tras años realizándome masajes faciales. Empecé con ello porque, tras hacerme un tratamiento facial, mi piel estaba resplandeciente al salir de la cabina; pensé que lo que hacían diferente con respecto a mis tratamientos en casa era el masaje, sobre todo para favorecer el drenaje, ya que siempre he tenido tendencia a la inflamación. La esteticista que me atendía en esa época me enseñó a hacer el masaje con efecto de drenaje en mi casa, y así empecé. Después, fui investigando sobre las técnicas antienvejecimiento de las mujeres asiáticas y comencé a practicar diferentes movimientos faciales en los masajes, y los resultados están siendo muy palpables.*

Tras estos productos, me aplico mi crema de protección solar como último paso antes del maquillaje, aunque a veces utilizo cremas de tratamiento que incluyan protección solar y a veces maquillaje solar; así me ahorro un paso. Eso sí, como me gusta usar cremas de protección solar con filtros físicos y evitar la nanotecnología (pues mientras estén tan debatidos dentro

---

* Si queréis profundizar sobre el tema, podéis ver mis vídeos sobre masaje facial: cómo elevar pómulos y reducir el surco nasogeniano. https://www.youtube.com/watch?v=1dJiCl-wvnk

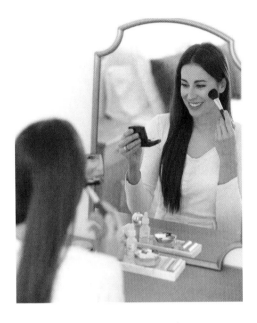

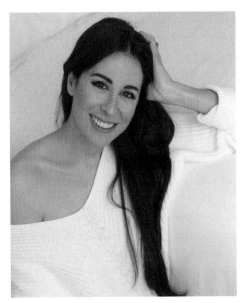

Maquillaje natural

hay otras que necesitan más ayuda. Algo que me encanta de la filosofía de la asesoría de imagen es que se adapta a cada persona con sus características peculiares y la ayuda a encontrar y expresar su individualidad más allá de intentar encajar con unos estándares.

Volviendo a mi rutina: durante el día, no suelo retocarme el maquillaje, ya que me aseguro de usar productos que mantengan mi piel hidratada. Quizá os sorprenda por mi profesión, pero me da mucha pereza retocarme, así que me aseguro de que mi rutina facial y mi maquillaje se mantengan en su sitio durante muchas horas. Algunas veces, cuando viajo y estoy expuesta a factores que me resecan la piel, como

los aviones, los cambios bruscos de temperatura, etc., sí que suelo llevar un espray hidratante, que además me aporta frescor y me ayuda a mantener la piel y el maquillaje en buenas condiciones. También os diré que, si el viaje es largo, me gusta llevar mascarillas en el avión y me las aplico durante el vuelo, para evitar la pérdida de agua transepidérmica. ¡No veáis lo bien que funcionan! Así llego a mi destino con la piel bien hidratada. Las que me seguís en Instagram me habréis visto hacerlo.

Rutina de noche:

Este es uno de mis momentos favoritos. Aunque me considero una persona «de mañana», porque estoy más activa, el momento de dejarlo todo para dedicar unos minutos a mi rutina facial es de mis favoritos del día. Siempre que puedo, me gusta empezar mi rutina facial en cuanto llego a casa o termino mi jornada de trabajo; así mi piel puede disfrutar más horas de los beneficios de los tratamientos.

Para empezar, pongo el móvil en silencio y lo dejo fuera de mi habitación; me gusta cerrar la puerta para que nadie me moleste y poner música suave. Antes usaba velas, pero he decidido dejar de hacer-

lo porque es poco sostenible, ya que la mayoría de las velas que podemos comprar en grandes superficies están hechas con parafina, un derivado del petróleo, y pueden empeorar la calidad del aire de la habitación. También están las velas de cera de abeja o ceras vegetales que no dañan el aire; actualmente prefiero usarlas en muy pocas ocasiones, como fiestas, Navidad, etc., ya que no me gusta abusar de los recursos naturales.

Una vez sentada en mi tocador, comienzo el desmaquillado; este es el mo-

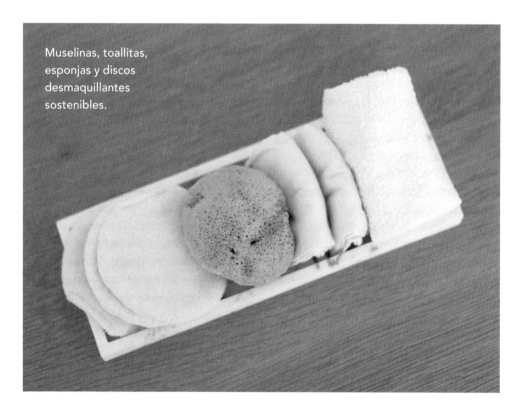

Muselinas, toallitas, esponjas y discos desmaquillantes sostenibles.

que rodearme de las cosas que me gustan y me hacen feliz es otro punto que cuido mucho en mi día a día, me da mucha satisfacción y me ayuda a crear un entorno de bienestar.

Mantengo el orden y la limpieza en casa conservando las cosas que realmente necesito y desprendiéndome de las que ya no sirven a la persona que soy hoy. Esto es algo que hago desde pequeña: el reservarme momentos de «limpieza» en casa. Hoy existen gurús del orden, como Marie Kondo y su método, que hablan de las diferentes facetas del orden; me parecen muy interesantes para darnos ideas. Hay personas más y menos ordenadas. En mi caso, disfruto cuando entro en una habitación limpia, ordenada, con un aroma agradable y aire fresco, y me parece muy importante para poder relajarme al llegar a casa.

Otra de las cosas con las que disfruto muchísimo es crear ambientes bonitos para cenas con amigos y fiestas. Me encanta recibir en casa, supongo que es porque, aunque también me gusta salir a pasear y estar en la naturaleza, descansar en casa es uno de mis deportes favoritos.

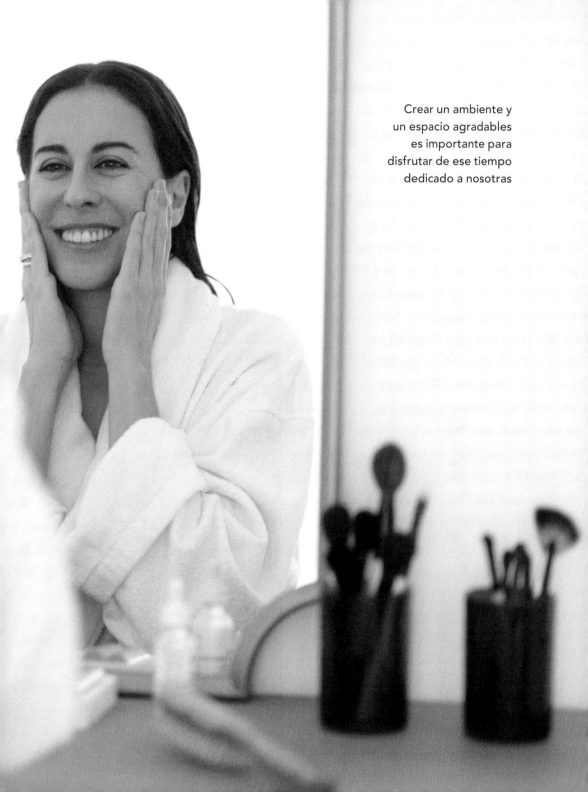

Crear un ambiente y
un espacio agradables
es importante para
disfrutar de ese tiempo
dedicado a nosotras

4. CREA TU RUTINA *BEAUTY* PERSONALIZADA

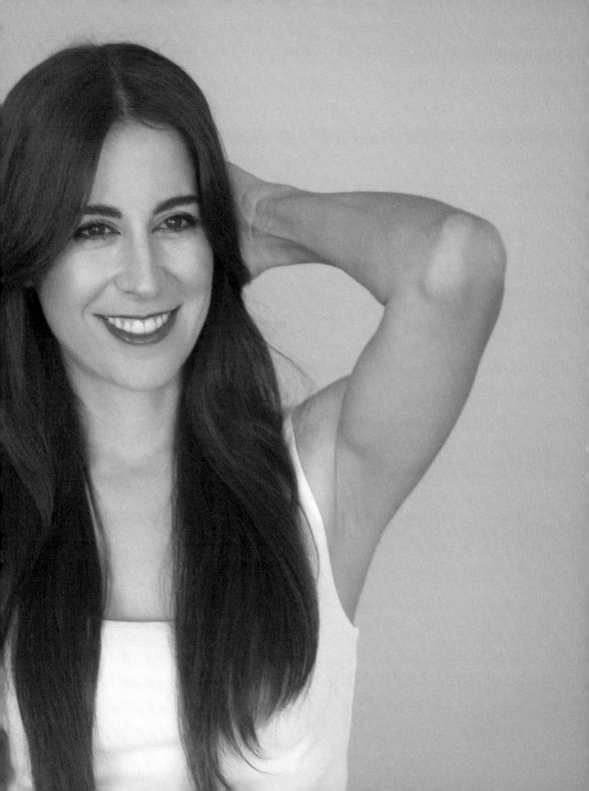

Llegados a este punto, os doy la bienvenida al maravilloso y complejo mundo de la cosmética de tratamiento. Digo complejo porque estoy segura de que muchas de vosotras, igual que yo, habéis oído muchas veces frases lapidarias sobre cosmética, y en muchas ocasiones nos las hemos creído a pies juntillas, hasta que con el tiempo nos hemos dado cuenta de que la cosmética es una disciplina llena de «dependes» y de muy pocas verdades absolutas. Además, como cualquier disciplina que se nutre de las investigaciones científicas, está en constante desarrollo. Así que, con esto, os animo a tener una mente abierta y flexible para encarar este tema.

Es posible conseguir una piel más bonita, luminosa, tersa y más sana; eso sí, para lograr nuestro objetivo, necesitamos primero conocer a fondo nuestra piel, entender cómo va cambiando a lo largo de las estaciones y también conocernos a nosotras mismas y saber si queremos o podemos dedicarle más o menos tiempo. Por otro lado, dominar el orden de aplicación de los productos es también fundamental, ya que de nada sirve comprar cosmética rica en activos muy efectivos si no los aplicamos de la manera adecuada. Por ejemplo, si usamos un sérum después de una crema, sus activos no penetrarán y habremos perdido el tiempo y el dinero.

Muchas de vosotras me escribís a diario para preguntarme cuáles son las claves para comprar cosmética efectiva. Os entiendo, sé que no es fácil y la cosmética de tratamiento puede generar mucha frustración por las altas expectativas que a veces nos crea la publicidad y los malos resultados con los que en ocasiones nos topamos. La enorme variedad de productos con distintos mensajes que existe en el mercado puede crear confusión. La realidad es que demostrar hasta qué punto un activo puede penetrar en nuestra piel o ejercer un efecto concreto no es tan fácil como parece, y a veces tenemos menos estudios científicos disponibles de los que nos gustaría para poder tomar nuestras decisiones de compra.

Con el nuevo cambio de conciencia acerca de la necesidad de cuidar el planeta para poder seguir viviendo en él, la cosmética natural surge como una necesidad urgente. En la naturaleza existen sustancias beneficiosas para la salud del ser humano y también venenos mortales; eso sí, cuando hablamos de lo «natural», se ha establecido que nos referimos a sustancias beneficiosas presentes en la naturaleza.

El problema es que la palabra «natural», en cosmética, se ha desvirtuado un poco, ya que cualquier laboratorio puede fabricar un producto lleno de ingredientes procesados y potencialmente contaminantes para diferentes ecosistemas, como los derivados del petróleo y los filtros químicos, y poner la palabra «natural» en la etiqueta porque lleva un 1 % de un ingrediente natural. Esto es lo que yo llamo «cosmética convencional disfrazada de cosmética natural».

También es cierto que podemos encontrar productos que incluyen el adjetivo «natural» que sí utilizan en sus fórmulas ingredientes naturales derivados de la agricultura ecológica. Precisamente para darle seguridad al consumidor en cuanto a las características del producto, han surgido diferentes sellos bío creados por organizaciones privadas que certifican que los productos que incluyen su sello cumplan ciertas características. Estas, en general, se refieren al porcentaje de productos naturales que contienen (el agua no cuenta), aclaran también qué porcentaje son derivados de la agricultura ecológica, que no son productos testados en animales (esto en Europa, con la nueva normativa, no ha lugar y además hace años que no se testa en animales, pero en Estados Unidos sí y esta certificación tiene sentido). Estos sellos tampoco suelen admitir otros ingredientes que la comunidad científica considere controvertidos, como por ejemplo los filtros químicos; los PEG; los perfumes sintéticos; la radiación para desinfectar la materia prima o el producto final; las materias primas etoxiladas, como los famosísimos lauril éter sulfato sódico (SLS, por sus siglas en inglés, de *sodium laureth sulfate*) o lauril sulfato sódico (SLS, por su siglas en inglés, de *sodium lauryl sulfate*); las siliconas; los organismos modificados genéticamente (lo veréis con las siglas GMO); la nanotecnología, etc. Los principales sellos que podéis observar en vuestros cosméticos creados en diferentes países son: ECOCERT, NATRUE, BIO COSMETIQUE, DEMETER, BDIH, SOIL ASSOCIATION, ICEA, USDA, etc. La Unión Europea también tiene su propio sello, llamado ECOLABEL, que pretende garantizar el uso sostenible de los recursos, pero, desde mi punto de vista, sus requisitos son poco exhaustivos en comparación con los de otros sellos. Me pregunto: si la Unión Europea ha creado este sello que potencia la sostenibilidad, ¿por qué no se implementan

4.1. ANALIZA TU SITUACIÓN ACTUAL Y ESTABLECE OBJETIVOS REALISTAS

Fijarnos objetivos realistas es también muy importante en cosmética; así podremos reconocer las mejorías sin obsesionarnos con resultados que no podremos conseguir con tratamientos faciales tópicos. Existen cremas, sérums, ampollas o productos de protección solar que pueden ayudarnos a mejorar la calidad de nuestra piel, mantener la hidratación, retrasar la aparición de arrugas, la flacidez, mejorar la textura de la piel, etc. Pero hay que saber que lo que se puede conseguir con cosmética tópica hoy en día tiene un límite y que para ciertas cosas es probable que necesitemos acudir a un médico estético. Por ejemplo, para la eliminación de manchas, marcas de acné y reducir el tamaño de los poros, combatir arrugas y flacidez. La cosmética tópica, hoy en día, puede dar resultados, pero en general tiene un techo de actuación.

También es muy importante aceptar nuestra edad, pues a veces, queriendo volver a la piel que teníamos con veinte años, podemos cometer el error de abusar de ciertos tratamientos y conseguir efectos antinaturales, con lo cual, conseguiremos el efecto contrario: un aspecto artificial, poco saludable, al que yo llamo «efecto Joker». No suele ser favorecedor. Por eso, querer mejorar sí; viajar en el tiempo, por ahora, no es posible. Al final, lo perfecto es enemigo de lo bueno.

Volviendo a nuestra rutina de belleza facial, existen infinidad de productos en el mercado que pueden adaptarse a nuestras necesidades; la cuestión es definir cuáles son y si queremos una rutina más simple o más compleja. Por ejemplo, si estamos jubiladas y tenemos tiempo libre, podemos dedicar más minutos a nuestro cuidado y establecer una rutina con más pasos; si, por el contrario, somos madres de tres hijos y además trabajamos fuera de casa, es muy probable que una rutina rápida sea nuestra elección. En este caso, buscaremos, por ejemplo, un producto multiusos que se pueda aplicar en el contorno de ojos y el rostro, que incluya antioxidantes y también protección solar, para así simplificar la rutina. De todas formas, a pesar de lo muy ocupadas que podamos estar, buscar ese espacio para nosotras mismas es un regalo fantástico que podemos hacernos cada día, y también es una manera de educar a nuestros hijos: si ven que nos cuidamos, aprenderán a cuidarse.

Nuestra personalidad también puede influir en el tipo de rutina que elijamos, ya que hay personas que disfrutan con rutinas largas ritualizadas y otras que prefieren simplificar. Aquí no hay elecciones buenas ni malas; se trata de adaptar nuestra rutina a las circunstancias y la personalidad de cada una, ya que, por suerte, el mercado cosmético actual nos ofrece infinidad de activos en diferentes fórmulas y texturas.

Otro aspecto fundamental para sacar el mayor rendimiento a nuestras elecciones cosméticas es definir un presupuesto anual. Buscaremos productos con una buena relación calidad precio en caso de que nuestro presupuesto sea más ajustado; si nuestras cuentas están muy saneadas, podremos invertir lo que queramos en los mejores productos del mercado. Si nuestro presupuesto es limitado, lo ideal es invertir menos dinero en los productos que estarán poco tiempo en nuestra piel, como son los desmaquillantes o productos de limpieza, y reservar la mayor parte del presupuesto a los que mantengamos en nuestra piel toda la noche o día, y que penetren más a fondo, por ejemplo, sérums y ampollas. También es interesante que podamos reservar parte de nuestro

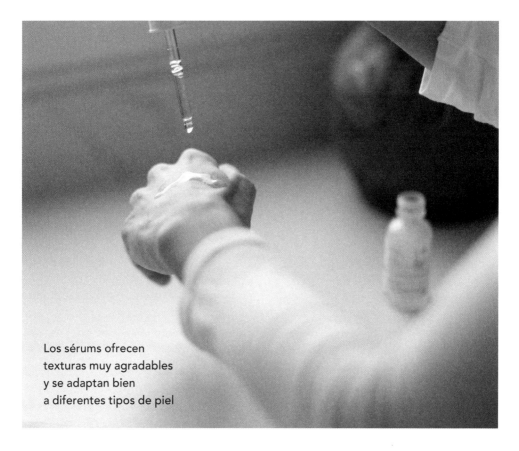

Los sérums ofrecen texturas muy agradables y se adaptan bien a diferentes tipos de piel

presupuesto anual para tratamientos estéticos, como cierto tipo de láser o sesiones de radiofrecuencia que puedan producir mejoras radicales en nuestra piel.

4.2. LA PIEL, ESTRUCTURA Y FUNCIONAMIENTO

La piel es el órgano más grande de nuestro cuerpo y cumple varias funciones muy importantes. La principal es la de protección, creando una barrera entre nuestro organismo y el mundo exterior. Es como una fortaleza compuesta de varias capas con diferente estructura, que ejercen distintas funciones, como mantener la temperatura, evitar la pérdida de agua, formar pigmentos, mantener la función inmunorreguladora y la protección frente a posibles daños y agresiones, ya sean físicos (como el daño solar, pues la piel nos protege de golpes y también nos da información sobre el dolor), químicos o biológicos (patógenos como bacterias, virus, etc.). También tiene una función excretora de sustancias de desecho y secretora de sustancias necesarias para el mantenimiento de su función. A esto se refiere mucha gente cuando hablamos de «dejar que la piel respire» (como cuando restaura el manto ácido después del lavado) y absorción de otras sustancias. La función social es muy importante, ya que influye en nuestro atractivo social y sexual, y tam-

bién tiene una función psicoemocional, pues, desde bebés, recibimos el afecto y la seguridad que necesitamos a través del tacto y del contacto piel con piel con nuestros padres. Siendo adultos también necesitamos el tacto y ese «calor humano» que nos ayuda a cubrir nuestras necesidades emocionales durante la vida. La piel está íntimamente relacionada con el sistema nervioso; de hecho, en nuestro desarrollo forman un solo órgano. Tener una piel bonita, sana y suave no solo es cuestión de belleza, sino que es algo que nos crea placer a nosotros y a nuestra pareja, por ejemplo, cuando nos acaricia. Si tenemos enfermedades de la piel con dolor o malestar, esto puede dificultarnos el contacto.

Nuestra piel es un órgano complejo formado por diferentes poblaciones de células, como los corneocitos y los melanocitos; moléculas, como los lípidos, aminoácidos y proteínas como el colágeno y la elastina; glándulas, como las sebáceas y las sudoríparas.

La piel tiene tres capas fundamentales, que son la epidermis, la dermis y la hipodermis. Además, existe una barrera protectora líquida que recubre la epidermis y que está en contacto directo con el exterior (aire). Veréis que podemos referirnos a ella con varios nombres: manto ácido (porque su pH es ácido), barrera hidrolipídica (porque está compuesta básicamente de agua y lípidos), film hidrolipídico o barrera epicutánea. Siempre me ha sorprendido la cantidad de nombres que tiene. Esta barrera hidrolipídica está formada por varias sustancias, entre ellas sebo, producidas por las glándulas sebáceas y compuestas por diferentes ácidos grasos libres, ceramidas y colesterol. También está formada por agua, urea e iones producidos por las glándulas sudoríparas. Asimismo, por proteínas, queratina y péptidos, que se generan cuando se desintegran las células de la superficie de la epidermis (capa córnea). Su función es

regular el pH para que sea ácido y contribuya a defender la piel de microorganismos y a mantener la hidratación. En condiciones normales puede llegar a regenerarse en unos quince minutos tras el lavado. Si tenemos la piel seca o afectada, por ejemplo, por enfermedades como la rosácea, el manto ácido puede tardar más en regenerarse.

Bajo la barrera hidrolipídica se encuentra la epidermis, que es la capa más superficial de la piel. A su vez, se divide en varias capas: el estrato córneo, que está en con-

ANATOMÍA DE LA PIEL

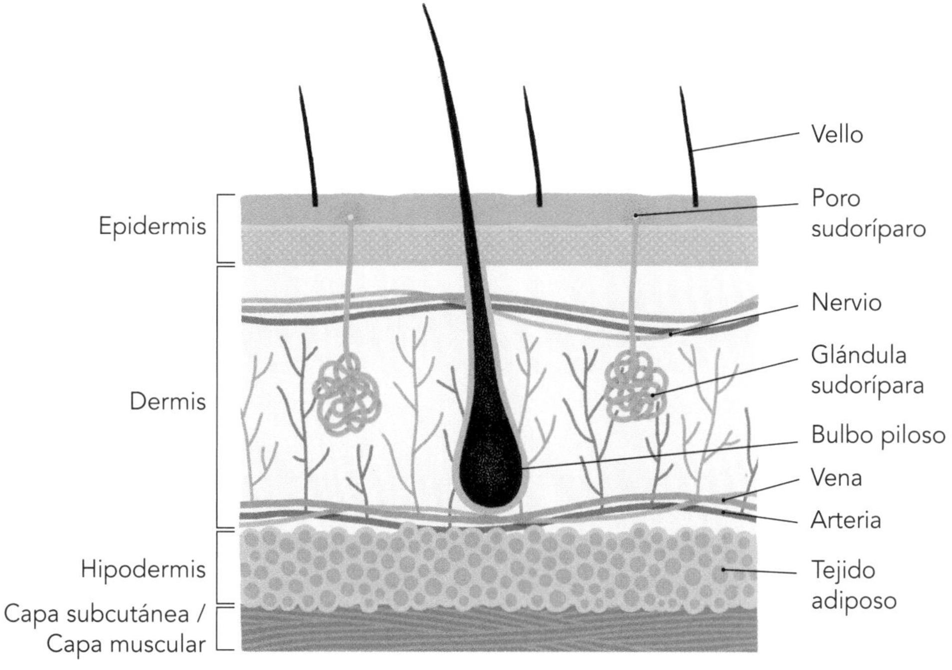

Epidermis

Dermis

Hipodermis

Capa subcutánea /
Capa muscular

Vello

Poro
sudoríparo

Nervio

Glándula
sudorípara

Bulbo piloso

Vena

Arteria

Tejido
adiposo

EPIDERMIS

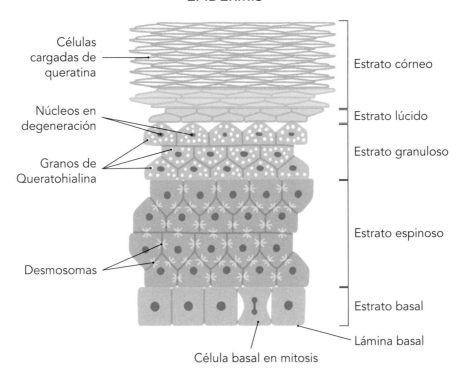

Células cargadas de queratina

Núcleos en degeneración

Granos de Queratohialina

Desmosomas

Estrato córneo

Estrato lúcido

Estrato granuloso

Estrato espinoso

Estrato basal

Lámina basal

Célula basal en mitosis

tacto con el aire; el estrato lúcido; el estrato granuloso; el espinoso, y el basal, que está encima de la dermis.

El estrato córneo está formado por, aproximadamente, entre 15 y 20 capas de corneocitos aplastados. Estos corneocitos son los antiguos queratinocitos, que han llegado a la capa córnea y se han transformado, por eso ahora los llamamos «corneocitos». Tienen gran cantidad de queratina y se mantienen unidos por lo que llamamos «cemento intercorneocitario». Estas son

palabras un poco más técnicas, pero, para explicarlo mejor, os pondré el ejemplo de una pared de ladrillos, que serían los corneocitos, y el pegamento intercorneocitario, que sería el cemento que los mantiene unidos hasta que se caen. Los queratinocitos van evolucionando, tal como representa el dibujo, desde la capa basal, y van subiendo, desplazándose por todas las capas hasta llegar a la capa córnea, y cuando llega el momento, se desprenden, siguiendo su proceso natural. La vida de un queratinocito desde que se crea hasta que se desprende de nuestra piel dura aproximadamente un mes.

El cemento intercorneocitario está formado por los lípidos epidérmicos, que se crean en la propia epidermis; son lípidos, como las ceramidas, el colesterol, y los ácidos grasos libres. Estos lípidos epidérmicos son muy importantes, ya que nos ayudan a mantener nuestro nivel de hidratación creando un efecto barrera; deberemos tenerlos en cuenta a la hora de elegir nuestra rutina facial para cuidarlos o evitar agredirlos. Suelen disminuir con la edad, la radiación solar, los cambios de temperatura, etc.

En la piel también podemos encontrar otro tipo de grasas, que son los lípidos sebáceos (sebo), generados por las glándulas sebáceas (que están más abajo, en la dermis). Son, fundamentalmente, escualeno, ceras y triglicéridos. A ellos nos referimos cuando hablamos del exceso de sebo de las pieles grasas. La secreción de sebo varía con nuestra función hormonal, la temperatura ambiental (por eso, en verano, normalmente tenemos la piel más grasa), etc. Estos lípidos pueden ayudar a mantener el nivel de hidratación y también a combatir la actividad microbiana y segregar antioxidantes naturales liposolubles; incluso a tener una actividad antiinflamatoria. Algunos lípidos sebáceos, como el escualeno, pueden contribuir a mantener el nivel de hidratación en las pieles más secas que tienen carencia de él, pero las más grasas no han de buscar este tipo de ingredientes en los cosméticos. Algunas investigaciones han revelado que la composición del sebo de una piel sana es diferente de la de una piel acneica, que tiene, en concreto, más porcentaje de escualeno y menos de vitamina E con respecto a las normales.

Durante años, las modas penalizaron el sebo y buscaban eliminarlo a cualquier precio, con el uso de cosméticos muy astringentes, maquillaje matificante, etc., ya que se relacionaba con la suciedad. Hoy en día, por suerte, existe también la tendencia del efecto «piel jugosa», con un efecto brillo, casi mojado, de la que personalmente soy adepta. Quizá por mi pasado con piel acneica y las agresiones que en su momento hice a mi piel, utilizando jabones y tratamientos demasiado invasivos, ahora valoro mucho más una piel luminosa. De todas formas, aún me encuentro personas que lo critican y se horrorizan con este efecto *glow* (piel jugosa). Aquí es importante no confundir las modas con la salud de la piel, que casi siempre se encuentra en el punto medio.

Otro concepto del que me oiréis hablar a menudo en mis vídeos es «factor hidratante natural» (FHN), que es el conjunto de sustancias que se encuentran en los espacios entre las células de la capa córnea y en la superficie de la piel. Van a ayudar a mantener la hidratación de la capa

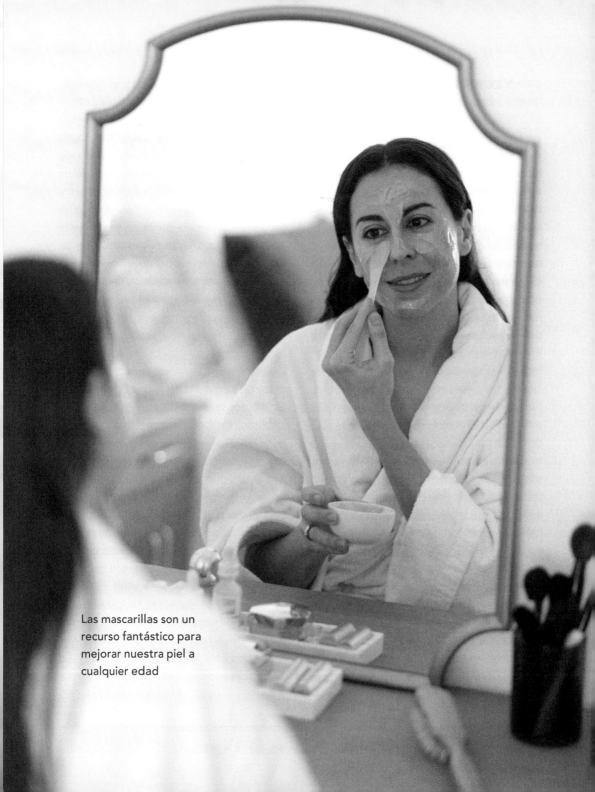

Las mascarillas son un recurso fantástico para mejorar nuestra piel a cualquier edad

4.4. NECESIDADES DE LA PIEL

Con la cantidad de cosméticos que existen en el mercado, los diferentes rituales de aplicación que proponen las distintas firmas cosméticas y las modas importadas de otros países, unido a que se han definido diversos tipos de piel, con necesidades diferentes, es fácil que podáis sentiros desbordadas. Por eso entiendo que muchas de vosotras me preguntéis cómo crear una rutina facial y en qué orden aplicar los productos. Queréis saber cómo crear una rutina facial efectiva. En este apartado y en los próximos, pretendo arrojar luz para que podáis entender las necesidades de vuestra piel y crear una rutina efectiva que se ajuste a vuestras necesidades.

En realidad, a pesar de las diferencias entre los distintos tipos de piel, sea cual sea el tuyo, las necesidades básicas son las mismas: limpieza, hidratación y protección. Por otro lado, si lo que queremos es retrasar los efectos del envejecimiento y mejorar la textura y luminosidad de nuestra piel, añadiríamos un aporte de ingredientes antioxidantes, ácidos y factores de crecimiento epidérmico (EGF). Algunos de estos ingredientes se consideran transformadores de la piel. La nutrición es otra necesidad de la piel, pues con la edad aumenta el nivel de sequedad y la producción de sebo disminuye.

Hay muchas personas que no pretenden retrasar o revertir los efectos del enve-jecimiento, sino que solo buscan una sensación de confort y comodidad en la piel; esta es una decisión personal.

En cuanto a la limpieza ha de ser suave y efectiva, sea cual sea nuestro tipo de piel. Si tenemos la piel normal y usamos productos demasiado agresivos, que incluyan tensioactivos como los sulfatos, podemos llegar a desequilibrarla; si la tenemos seca, hacerla aún más seca, y si es grasa, la piel puede sentirse agredida y, por un lado, perder agua y deshidratarse (fenómeno muy habitual en pieles grasas), y, por otro, segregar más grasa. Otro punto que se debe tener en cuenta es la temperatura del agua. Conozco personas que se duchan con agua muy muy caliente, y eso puede favorecer que la piel pierda esos lípidos tan importantes presentes en la epidermis y en la barrera cutánea o hidrolipídica, que protegen la piel de la deshidratación y contribuyen a su función inmune y protectora. Lo sé; a veces es tentador, sobre todo en invierno, llegar a casa y querer darse una ducha bien caliente; lo entiendo, pero intentad que no sea demasiado caliente. Emplead productos de limpieza syndet, un oleogel o un jabón sobreengrasado. Reducir el tiempo que dedicamos a las duchas calientes también puede ayudar.

Asimismo, últimamente se ha tendido a evitar los jabones alcalinos (los jabones tradicionales como el de Marsella, Castilla o Alepo son alcalinos), y se nos ha anima-

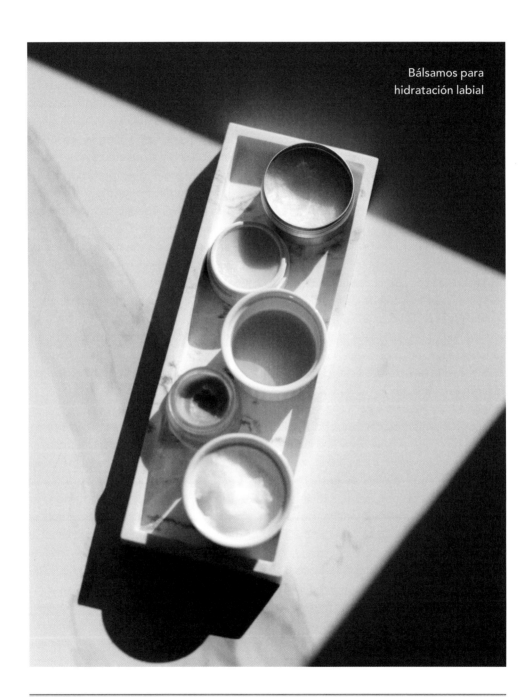

Bálsamos para
hidratación labial

se aclaran con agua; si los trabajamos bien en la piel, no necesitan una segunda limpieza ni dejan residuo aceitoso.

La **hidratación** es otra de las necesidades básicas de nuestra piel; la vemos anunciada como reclamo en muchos productos. Aunque oiremos hablar de la importancia de «aportar agua» a la piel, lo que hacen la mayoría de las sustancias consideradas hidratantes es ayudar a retener el contenido de agua propio e intentar evitar la pérdida de agua transepidérmica.

Las sustancias que se consideran hidratantes, y que la mayoría de las veces se formulan juntas en los cosméticos, suelen dividirse en humectantes, oclusivas y emolientes, y, en ocasiones, hay sustancias que reúnen varias de estas propiedades al mismo tiempo:

1. **Los humectantes:** Son sustancias que tienen el poder de atrapar el agua del ambiente y ayudan a que la piel pueda retenerla. Entre ellos se encuentran nuestro amigo el ácido hialurónico, la urea, el sorbitol y otras sustancias archiconocidas, como la glicerina. El problema de la glicerina es que, si la humedad relativa del ambiente es baja, puede absorber la humedad de las capas inferiores de la piel y aumentar la pérdida de agua transepidérmica. Esta sensación de aplicarnos una crema y, pasados unos minutos,

tener sensación de deshidratación profunda puede resultarnos conocida. Por eso, en mi opinión, aunque los formuladores intenten compensarlo añadiendo sustancias oclusivas para evitar que la hidratación se escape de la capa córnea, ese efecto no se consigue, ya que la deshidratación desde las capas más profundas ya se ha hecho efectiva. Además de esto, hay que tener en cuenta que la glicerina que encontramos en la mayoría de los casos es un derivado del petróleo.

Hoy en día existen alternativas que no producen este efecto, como el sacárido isomerato, que ha demostrado tener una gran capacidad para mantener la hidratación a lo largo de las horas y reducir la pérdida de agua transepidérmica.

2. **Los agentes oclusivos**: Son otros ingredientes, también considerados hidratantes, que crean un efecto barrera que ayuda a reducir la evaporación de agua. Tenemos los típicos usados en cosmética convencional, como son los derivados del petróleo, que muchas personas queremos evitar para reducir la contaminación. Ejemplos de ellos son la parafina líquida, los aceites minerales, la vaselina. Las siliconas también pueden considerarse oclusivas y también son contaminantes; por eso las evito.

También están otros ingredientes oclusivos vegetales, como la manteca de karité, la cera de abejas, el aceite de coco y muchos otros aceites vegetales. El problema del uso de derivados del petróleo es, básicamente, una cuestión de sostenibilidad. Son sustancias atractivas para un formulador, pues al ser inertes son estables, además de ser muy baratas, pero producen un gran impacto medioambiental, debido a que no son biodegradables y su bioacumulación en mares, ríos, agua y tierras de cultivo es un problema medioambiental grave. Además de esto, la extracción de petróleo implica un gran consumo de CO_2. Los derivados del petróleo también pueden tener efecto comedogénico, que no es lo mismo que oclusivo. Una cosa es penetrar en el poro hasta obstruirlo y otra, crear un efecto oclusivo en la piel, no comedogénico, como lo hace la manteca de karité, muy usada en formulación para productos de pieles mixtas y grasas.

3. **Los agentes emolientes**: Son, por lo general, lípidos que aportan flexibilidad, suavidad, lubricación y un aspecto homogéneo a la piel, como las ceramidas; las lanolinas; algunos aceites vegetales, como el aceite de rosa mosqueta, que es también cicatrizante; el aceite de borraja, que es rico en ácidos grasos esenciales; el aceite de argán, que es muy nutritivo; el de girasol, que es fantástico para equilibrar la piel y tiene también propiedades antioxidantes; el aceite de almendras dulces; el escualano, o las vitaminas liposolubles, como la vitamina E. Podemos encontrar estos ingredientes en distintas fórmulas cosméticas.

Además de los anteriormente mencionados, dos ingredientes muy efectivos son el ácido hialurónico y otros proteoglicanos, que son un componente natural de nuestra piel. Además de propiedades hidratantes tienen efecto antioxidante, aportan flexibilidad y estimulan la reparación celular. El ácido hialurónico es una molécula muy presente de forma natural en nuestra piel y tiene un alto poder hidratante por su capacidad de retener el agua. También tiene un efecto antiinflamatorio, ayuda a reparar los tejidos y a evitar arrugas. Solemos encontrarlo, como máxima concentración, al 2%, ya que a partir de este porcentaje puede aportar una textura gelatinosa al producto final. Es interesante buscar productos que incluyan también ácido hialurónico de bajo peso molecular, para que pueda penetrar en nuestra piel.

Tanto el ácido hialurónico como los proteoglicanos pueden encontrarse en fórmulas sérum o ampolla, a veces también en cremas, muy ligeras, que se absorben muy bien, sin dejar residuos y que cualquier tipo de piel puede usar. También es posible encontrar fórmulas que combinen proteoglicanos con antioxidantes. Este tipo de fórmulas son muy efectivas y se absorben con facilidad; además, nos permiten aplicar después nuestro protector solar sin crear un efecto máscara en la piel. Son perfectas para usar por la mañana.

Asimismo, podemos encontrar fórmulas que incluyan el factor hidratante natural FHN, que puede ayudarnos a mejorar el nivel de hidratación de la piel.

4. **La protección solar:** Es otra de las necesidades básicas de la piel, si queremos mantenerla en buen estado, evitar las manchas, el envejecimiento prematuro y otro tipo de enfermedades, como cáncer de piel. No debemos olvidar que tomar el sol con la frecuencia y en el horario adecuado tiene grandes beneficios para la salud, como ayudarnos en la síntesis de vitamina D, mejorar nuestro estado de ánimo (ya que estimula la liberación de endorfinas), contribuir a nuestra salud circulatoria, a mejorar nuestros sistemas inmune y endocrino, etc. Eso sí, la clave está en el horario y en la frecuencia con la que nos exponemos al sol. Según la Asociación Española del Medicamento, debemos exponernos al sol evitando las horas entre las 12.00 y las 16.00, para conseguir una exposi-

ción óptima. En cambio, la OMS recomienda que evitemos exponernos entre las 10.00 y las 16.00 horas, y habla de tomar el sol con una frecuencia de dos a tres veces por semana en manos, cara y brazos, durante unos quince minutos en los meses de verano, ya que lo consideran es suficiente para mantener unos niveles de vitamina D saludables.

Cuando oímos hablar de protección solar, casi siempre pensamos en productos cosméticos, que, por supuesto, son importantes, pero no debemos olvidar que la protección solar comienza por evitar la exposición al sol en las horas en las que los rayos inciden de modo más intenso, además de que usar sombreros y ropa con protección solar también es muy importante para evitar el daño.

En cuanto a los productos de protección solar cosméticos (tópicos) a la venta en el mercado, existen tres tipos de ingredientes considerados «filtros solares»: los físicos, los químicos y los llamados «biológicos».

– **Los filtros físicos**, también llamados «minerales» o «inorgánicos», funcionan haciendo rebotar los rayos solares. Básicamente son dos: dióxido de titanio (INCI *titanium dioxide*) y óxido de zinc (INCI *zinc oxide*), aunque a veces podemos encontrar otros como la mica. Se posan en la superficie de la piel, no se absorben y forman una capa o barrera física que protege la piel de los rayos solares. Son los más antiguos y tienen la desventaja de que son blanquecinos, se presentan en fórmulas muy pastosas y pueden resecar un poco; para contrarrestar este efecto, en las formulaciones suelen incluirse aceites emolientes. Son los más recomendados en caso de pieles sensibles, mujeres embarazadas o niños. A veces, para reducir ese efecto blanquecino, las firmas los micronizan creando nanopartículas; en estos casos, en el INCI encontramos las siglas NANO. Como la ciencia aún no ha esclarecido si estas nanopartículas pueden ser perjudiciales para nuestra salud, personalmente, mientras no esté lo bastante estudiado, prefiero evitarlas y escojo mis protectores solares sin nanopartículas. Este tipo de filtros nos protegen desde prácticamente el momento de la aplicación; hay que esperar muy pocos minutos para que se asienten en la piel y ejerzan su efecto.

– **Los filtros químicos**, también llamados «orgánicos», sí los absorbe la piel durante su curso de acción; la piel puede absorber los rayos de sol y transformarlos en calor. Su duración es de aproximadamente dos horas y hay que esperar unos treinta minutos

Es importante protegerse del sol los 365 días del año

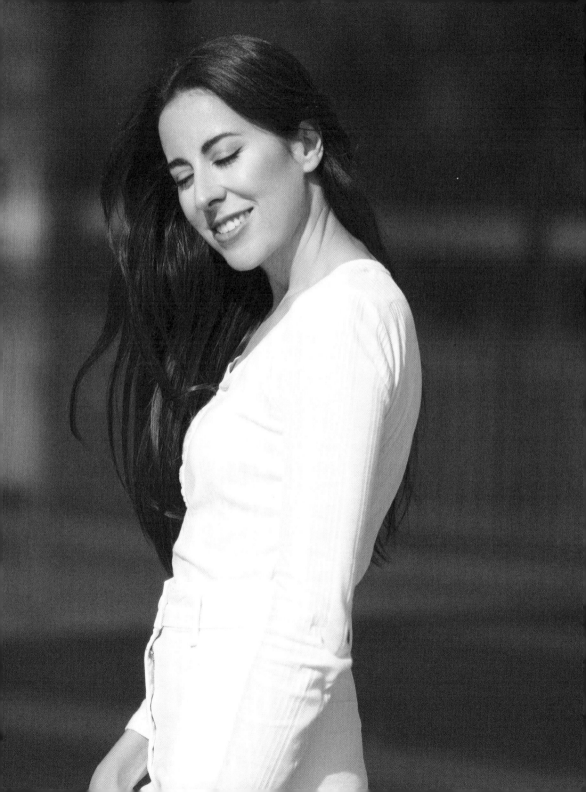

para que hagan efecto. La ventaja que tienen es que no son blanquecinos y, por lo tanto, las fórmulas cuentan con una textura más agradable. De todas formas, para poder conseguir una buena protección UVA y UVB, por lo general hay que incluir varios filtros químicos en el mismo producto e incluso mezclarlos con filtros físicos, ya que por sí solos no aportan la protección suficiente. Por este motivo suelen tener cierto tono blanquecino, excepto algunas excepciones, como los aceites solares para la playa, con lo cual su mayor ventaja queda en segundo plano, ya que las fórmulas acaban siendo igualmente blanquecinas. Otra gran desventaja es que no debemos olvidar que pueden provocar alergias. Actualmente están muy debatidos por parte de la comunidad científica, ya que hay evidencias que revelan que pueden llegar al torrente sanguíneo, incluso a la placenta en caso de embarazadas, a la orina y también tener efectos de disrupción endocrina, afectar al desarrollo, al crecimiento y a la reproducción. De hecho, la FDA (Agencia de Medicamentos y Alimentación) está reevaluando la oxibenzona, la avobenzona, el homosalato, el octinoxato y el octocrileno, entre otros. La ONU, por su parte, ha clasificado algunos de estos filtros como disruptores endocrinos, en concreto la benzofenona-3, la oxi-

benzona, el benzilideno alcanfor, el metoxicinamato, etc.*

Otra cuestión que es preciso tener en cuenta es la de la bioacumulación, ya que, por ejemplo, la Unión Europea ha reducido el porcentaje de benzofenona-3 permitido en la formulación del 10 al 6 %, pero la normativa no tiene en cuenta si usamos tres productos que incluyan ese 6 %. Por ejemplo, si nos aplicamos una crema hidratante, protección solar y maquillaje, los tres con este filtro a esta concentración, estaremos triplicando la dosis máxima permitida de este ingrediente y exponiéndonos a límites no permitidos. Esto hoy en día no está controlado.

Por todo esto, mientras la comunidad científica no tome una decisión definitiva al respecto, personalmente prefiero evitar los filtros químicos y la nanotecnología.

— **Los filtros biológicos** son, nada más y nada menos, antioxidantes, que se incluyen en las fórmulas para ayudarnos a contrarrestar el efecto de la luz infrarroja y la luz visible, y a combatir la acción de los radicales libres. Creo que esta ha sido una gran mejora, ya que ahora muchos filtros solares producen ese efecto de luminosidad, hidrata-

---

* Para más información, os recomiendo que veáis este vídeo en mi canal de YouTube donde trato el tema a fondo: https://www.youtube.com/watch?v=Pyg8LTR81no&t=5s

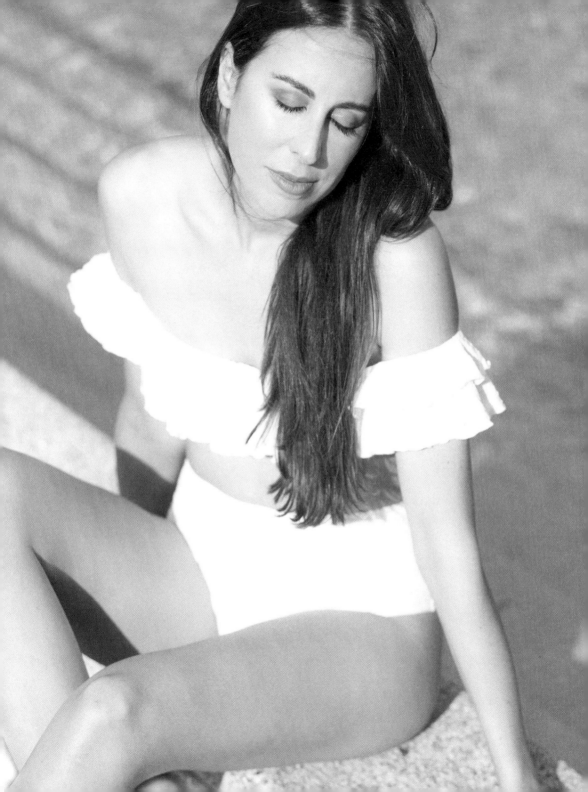

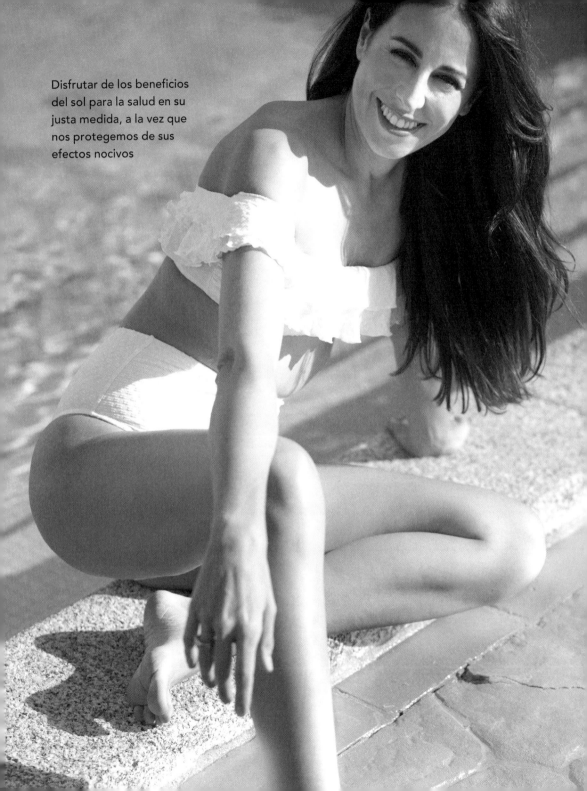

Disfrutar de los beneficios del sol para la salud en su justa medida, a la vez que nos protegemos de sus efectos nocivos

ción, etc., que nos aportan precisamente los antioxidantes.

Es importante que busquemos protectores que nos protejan de la radiación UVA, UVB, la luz infrarroja y la luz visible. Para ello, suelo recurrir a fórmulas que incluyan óxido de zinc, dióxido de titanio y antioxidantes, y normalmente productos certificados con algún sello bío, que ya de por sí no permiten el uso de filtros químicos y tampoco de nanotecnología, y además usan aceites con menor impacto medioambiental y prescinden de las siliconas y los derivados del petróleo. Una buena alternativa son los filtros solares con color; así evitaremos este efecto blanquecino y podremos reaplicarlos de manera más sencilla. Eso sí, hay que aplicar la cantidad adecuada, que es aproximadamente media cucharadita de postre para todo el rostro y el cuello.

– **Los antioxidantes** son otros activos antienvejecimiento fundamentales, de probada eficacia, para cuidar la piel, ya que son captadores de radicales libres. Nos ayudan a luchar contra el daño solar, aunque debemos acompañarlos de otros filtros solares, ya que por sí solos no aportan suficiente protección. Combaten los radicales libres, aportan luminosidad, unifican la piel, evitan la aparición de manchas y favorecen la hidratación de la piel. Además, tienen efecto tensor, pues facilitan la síntesis de colágeno. La vitamina C, habitualmente ácido ascórbico, es el más utilizado en cosmética y es un activo que se oxida bastante rápido; por eso es difícil de formular y es muy habitual encontrarla en formato ampolla, para que asegurar su efectividad. Existen también fórmulas en formato sérum, pero, por la complejidad que implica su formulación, las fórmulas más efectivas suelen tener un precio elevado.

Los antioxidantes son ideales para aplicar por las mañanas y ejercen una acción hidratante y protectora. Muchas firmas y especialistas los recomiendan para uso diurno y estoy de acuerdo; muy a menudo los uso de día y personalmente me funcionan muy bien, y tampoco podemos olvidar que, por sus propiedades potenciadoras de la regeneración de colágeno, son fantásticos también para usar por la noche por su capacidad para contribuir a la regeneración de la piel.

Otros antioxidantes son también el ácido ferúlico; la vitamina E, que es liposoluble; los licopenos; el resveratrol; la encima Q10; la vitamina A; el té verde, y la niacinamida, que tiene cierta acción antioxidante y además puede ayudar a calmar y reparar las pieles sensibles. A veces, podemos encontrar fórmulas que incluyen varios antioxidantes, lo que potencia su acción; por ejemplo, el ácido ferúlico y la vitamina C.

pasos que me sientan bien; creo que es algo personal que cada uno ha de adaptar a su tipo de piel y a sus necesidades, eso sí, con mucho cuidado de no desplazar la piel y de no hacernos daño masajeando con demasiada fuerza. Si tenéis dudas, siempre es interesante que preguntéis a vuestro especialista, sobre todo en caso de tener acné, rosácea activa o durante los primeros meses del embarazo, ya que puede estar contraindicado.

Sabéis que yo comparto con vosotras mi masaje facial general y otro más enfocado al surco nasogeniano en muchos vídeos. En el siguiente enlace podéis ver el paso a paso: https://www.youtube.com/watch?v=1dJiCl-wvnk&t=3s o en https://www.youtube.com/watch?v=ZRsZBphgxVU&t=1s.

Resumiendo este capítulo, hemos visto que las necesidades de la piel son limpieza, hidratación, factores de crecimiento, antioxidantes y protección solar. Sobre ellas debemos crear nuestra rutina de cuidados. Sea cual sea nuestro tipo de piel, todos necesitamos limpiarla, hidratarla y protegerla. Lo que sí tendremos que concretar, atendiendo a nuestro tipo de piel, son las texturas y las fórmulas en las que los ingredientes activos irán incluidas, ya que, dependiendo de nuestras necesidades, llevarán vehículos con cantidad de lípidos y más o menos oclusivos, mayor cantidad de agua, etc.

También quiero recordaros, a riesgo de caer en el tópico, que ser feliz y estar contentas es el mejor secreto de belleza. Por muchos productos y tratamientos que utilicemos, si conectamos a menudo con sentimientos de amargura, tristeza y rabia esto acaba manifestándose en la cara, y viceversa si contactamos con la felicidad y la alegría.

4.5. CREA TU *BEAUTY PLAN*

Para crear nuestro *beauty plan*, necesitamos tener en cuenta las necesidades de nuestra piel y crear una rutina de mañana y una de noche. Para ello, hay que ser conscientes de que la piel, por la mañana, necesita una limpieza muy suave, hidratación, antioxidantes y protección, y por la noche podemos aplicar productos más nutritivos, que cuiden nuestra piel de forma natural, o también recurrir a los famosos transformadores de la piel, como ácidos, retinol, etc. Asimismo, podemos usar activos cosméticos más suaves, por ejemplo, el retinol natural (betacarotenos) o el bakuchiol, u otros productos de cosmética natural que ofrezcan un cóctel de ingredientes activos. A veces, la cosmética convencional es muy simple, incluye uno o dos activos y el resto son excipientes; en cambio, existen productos de cosmética natural ecológica en los que el 100 % de los ingredientes son activos. Por experiencia, os diré que dan muy buenos resultados y no tienen los efectos secundarios que dañan o sensibilizan la piel. Con esto no quiero dejar de recomendaros que uséis los clásicos alfa y betahidroxiácidos, así como los derivados del ácido retinoico; simplemente, os ofrezco otras opciones ya que sé que muchas tenéis una piel muy sensible y no los toleráis. Sabed que hay alternativas fantásticas y también está la posibilidad de recurrir a ciertos tratamientos de medicina estética que potencian la regeneración del colágeno y la elastina.

Otra de las líneas de investigación en cuanto a los avances antienvejecimiento es el ayuno intermitente y los avances realizados por el doctor Mark Mattson, que hablan de que reducir la ingesta calórica y alargar el tiempo entre comidas pueden retrasar el envejecimiento, alargar la vida, ayudarnos a bajar de peso, mejorar nuestra función cognitiva, promover la regeneración celular y reducir la posibilidad de desarrollar enfermedades. La verdad es que estoy deseando que surjan nuevas investigaciones que amplíen y concreten más sobre estos resultados y creen protocolos para aplicar este tipo de tratamientos en la población de manera segura y efectiva. Sobre todo porque este tipo de iniciativas que implican reducir el consumo van de la mano de la sostenibilidad.

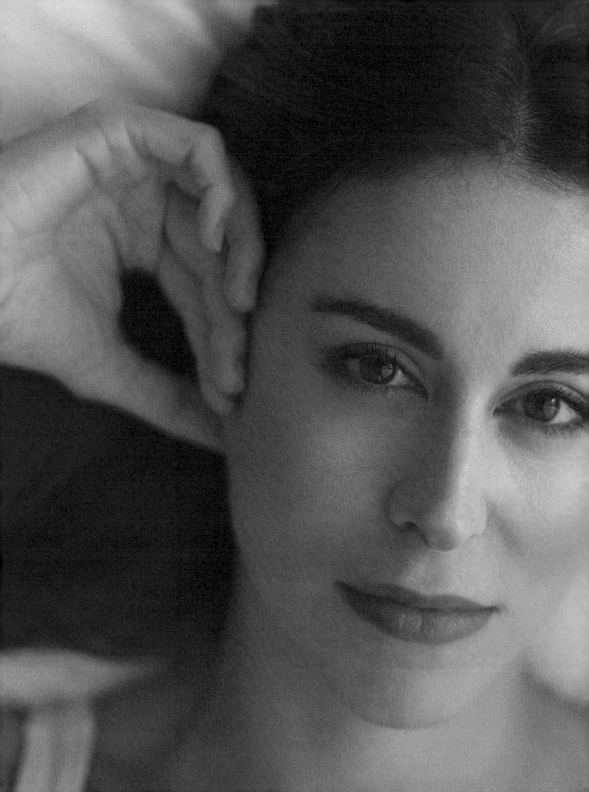

5. CUIDADO FACIAL Y CORPORAL ESPECÍFICO POR EDADES

Ya que estamos hablando de establecer hábitos que nos beneficiarán en un futuro, os recomiendo también evitar el uso de esmaltes de uñas permanentes como algo habitual. Su aplicación está cada vez más extendida, pero yo he visto los estragos que hacen en las uñas de las personas que los usan con frecuencia. Los esmaltes permanentes han de ser usados solo de manera esporádica. Respecto a los esmaltes no permanentes, y aunque los productos son continuamente mejorados, es importante usarlos con la frecuencia adecuada, es decir, dejando un tiempo prudencial para descansar entre esmaltado y esmaltado. En realidad, las uñas naturales bien limadas y cuidadas me parecen preciosas y requieren un menor mantenimiento que las esmaltadas. Son un recurso fantástico para el día a día.

El masaje facial es otro punto fundamental que podéis empezar a practicar de los veinte en adelante y adquirir buenos hábitos.

En esta década también podemos crear una familia y pasar por embarazos. Como la edad media para tener el primer hijo en España se ha retrasado a los 30,8 años, os hablaré de esto en el siguiente apartado.

5.2. CUIDADOS A LOS TREINTA: ÉPOCA DE GRANDES RETOS

A partir de los treinta o treinta y cinco años, el envejecimiento puede comenzar a hacerse más palpable, sobre todo en el surco nasogeniano, que ya puede haber empezado a asomar a finales de la veintena y principios de la treintena, y puede que también surjan las arrugas de expresión en el contorno de ojos, incluso que ya haya arrugas instaladas en la frente, según nuestros hábitos gestuales. A esta edad la regeneración de colágeno y elastina comienza a disminuir, por eso podemos empezar a notar la flacidez en las mejillas y, ligeramente, también en la línea de la mandíbula. Puede que aparezcan manchas si no nos hemos protegido del sol en la infancia, la adolescencia y la juventud. Añadir vitamina C a nuestra rutina es fundamental para ayudar a prevenir el daño solar y aportar luminosidad, junto con los proteoglicanos y el ácido hialurónico. Por la noche, podemos empezar a utilizar transformadores de la piel, como los alfahidroxiácidos o el retinol, que van a ayudarnos a evitar y suavizar las arrugas, la flacidez, y a mejorar la textura y el tono de la piel, y aunque en teoría nos ayudan a aumentar nuestro nivel de hidratación, también pueden resecar, sobre todo el retinol, que es posible que cree sequedad y sensibilidad. Como os decía en el apartado en el que os hablaba de los ácidos, hay que administrarlos con mucha cautela, empezar por una frecuencia baja, dos o tres veces por semana, e ir viendo cómo reacciona nuestra piel. Lo ideal es que acudáis a un especialista que os ayude en el proceso.

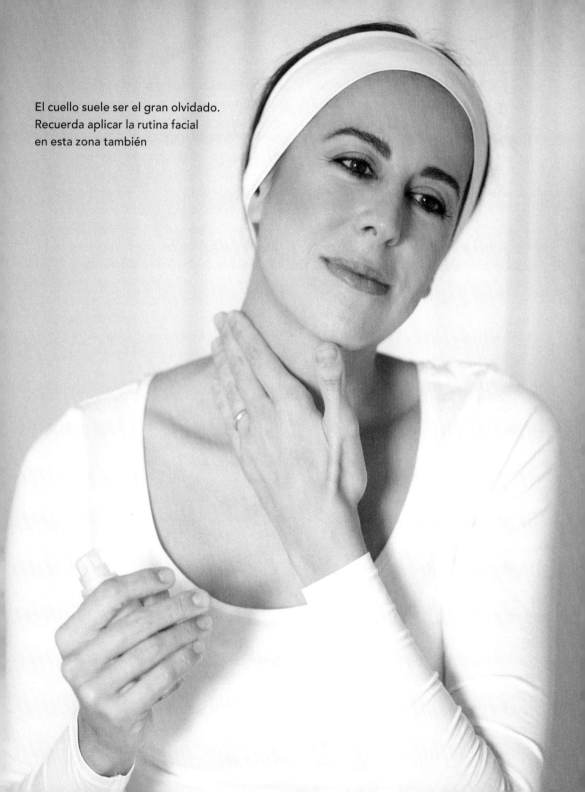

El cuello suele ser el gran olvidado. Recuerda aplicar la rutina facial en esta zona también

los años alrededor de las comisuras de la boca—, y las patas de gallo más establecidas; probablemente comencemos a notar que la piel, la línea de la mandíbula y el cuello empiezan a ceder. A partir de esta edad, puede resultar interesante aumentar las dosis de ácidos, ya que puede que el porcentaje anterior ya no nos haga efecto. Tal vez sea interesante acudir una vez al año a una sesión de radiofrecuencia monopolar que estimule todo el espesor de la piel (epidermis, dermis e hipodermis), para, de esta forma, aumentar la síntesis de colágeno y elastina, y hacer que la piel recupere su tersura. La radiofrecuencia también potencia la hidratación, que es otro problema que empeora a los cuarenta, ya que el número de ceramidas y lípidos epidérmicos disminuye. Personalmente, he probado la radiofrecuencia monopolar y los resultados son espectaculares; además, sus efectos pueden durar hasta un año.

También podemos empezar a notar manchas faciales o ver agravadas las que ya tuviéramos; por eso es muy importante tratarlas. Yo soy fan de tratarlas directamente con IPL, ya que el tratamiento es más rápido, efectivo y además podemos disfrutar de las ventajas adicionales que nos aporta esta terapia, que potencia la regeneración de colágeno y elastina, y favorece la luminosidad; ayuda a contraer los poros y mejora la textura de la piel, y también elimina arañas vasculares. La vitamina C y niacinamida también nos ayudan a combatir las manchas y unificar la piel.

Es probable que nos enfrentemos en esta década de nuestra vida a la perimenopausia o menopausia, por eso quizá los sofocos nos acompañen por un tiempo. Llevar en el bolso espráis calmantes y refrescantes puede ayudar, así como pensar en usar maquillaje de larga duración, que resista los sudores espontáneos. En estos casos, los activos calmantes, como el loto, pueden ayudarnos. La deficiencia de estrógenos que crea la menopausia va a producir un empeoramiento de la flacidez y de las arrugas, por la disminución de la cantidad de colágeno y elastina en la dermis. También se reduce el grosor de la piel y el sebo, y es posible que aparezcan alteraciones en la pigmentación. Para calmar la rojez y contrarrestar el calor de los sofocos, podemos utilizar aguas florales o hidrolatos conservadas en la nevera, o hielitos hechos con infusiones caseras de tomillo, romero, manzanilla, etc. Si usáis hielitos, aseguraos de envolverlos con una muselina de algodón antes de aplicarlos sobre el rostro.

En esta época es probable que ya disfrutemos de una fase laboral más estable y, si llevamos años practicando la meditación y el trabajo personal, es muy probable que entremos en una etapa de plenitud muy satisfactoria.

Envuélvelo en una muselina
de algodón antes de aplicarlo
sobre el rostro

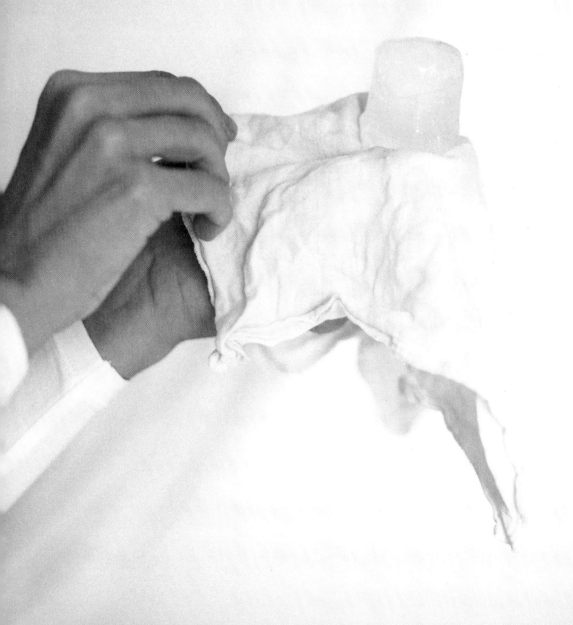

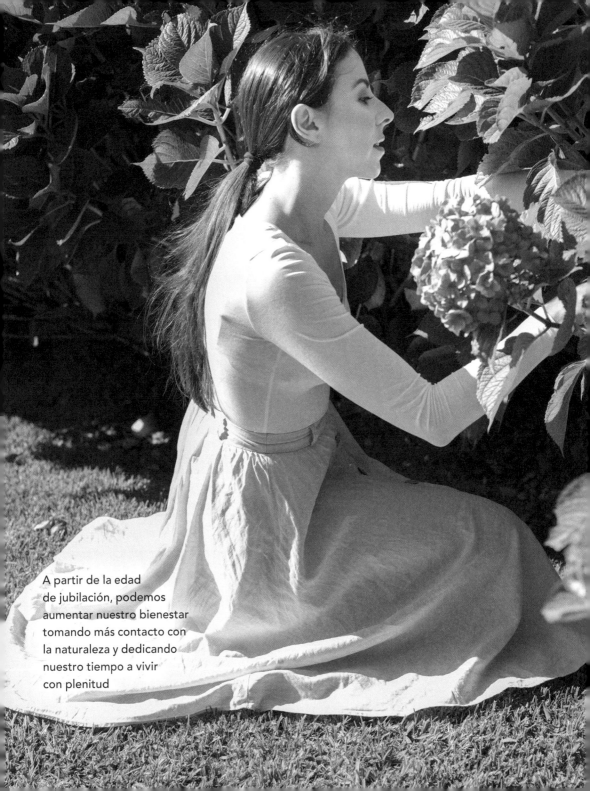

A partir de la edad de jubilación, podemos aumentar nuestro bienestar tomando más contacto con la naturaleza y dedicando nuestro tiempo a vivir con plenitud

5.4. CUANDO LLEGAN LOS CINCUENTA: NUEVOS CAMBIOS Y OPORTUNIDADES

A partir de los cincuenta es muy probable que los signos del envejecimiento se hagan más evidentes. La dermis y la epidermis se vuelven más finas todavía (el grosor de la piel disminuye sobre un 6,4 % de media en cada década), aunque la capa córnea se hace más gruesa, porque aunque disminuye la regeneración de los corneocitos, estos se vuelven más grandes. En esta década, la producción de sebo puede reducirse considerablemente, igual que el número de lípidos epidérmicos, y esto aumenta la sequedad. La vascularización también disminuye, con lo cual, hará que los nutrientes que ingerimos no lleguen bien a nuestra piel a través del riego sanguíneo; por lo tanto, el uso de láseres fraccionados no ablativos —que no levantan la piel y no generan herida, costra ni cicatriz— es fundamental si queremos potenciar la vascularización y la creación de elastina y colágeno. Asimismo es muy probable que la calidad de la piel empeore y notemos los poros más dilatados. Este tipo de láser ayuda a tensar la piel y a crear el efecto de un poro más pequeño, ya que, con los años, la flacidez hace que los poros se vean más dilatados.

Podemos añadir nuevos activos antienvejecimiento como células madre, rosa damascena, factores de crecimiento, matrixyl para evitar las arrugas, y commiferolina, que nos ayuda a aumentar los lípidos epidérmicos y nos da un efecto visual de aumento de volumen. La caesalpinia espinosa también nos ayuda a favorecer un efecto tensor y a mantener la hidratación de la piel. Por supuesto, el retinol es un activo científicamente probado para mejorar la calidad de la piel, la elasticidad, las arrugas, etc. y también podemos utilizar fórmulas 100 % naturales que aporten beneficios antienvejecimiento y a la vez respeten nuestra piel.

Las manchas también pueden surgir con fuerza en esta época, dependiendo también de la cantidad de daño solar que hayamos acumulado. También puede estar indicado seguir un tratamiento para las manchas.

Paulatinamente, iremos notando la piel más deshidratada, por eso es muy posible que la nutrición sea una de nuestras prioridades. Por supuesto, nuestra rutina ha de seguir igual con la limpieza, la hidratación, la protección y los transformadores de la piel; eso sí, adaptada a las pieles más maduras.

5.5. LA PLENITUD DE LOS SESENTA: CUIDADOS ESPECÍFICOS

En esta década, nuestra vida sufre un cambio clave, y es que muchas personas se jubilan. Tener más tiempo para cuidar-

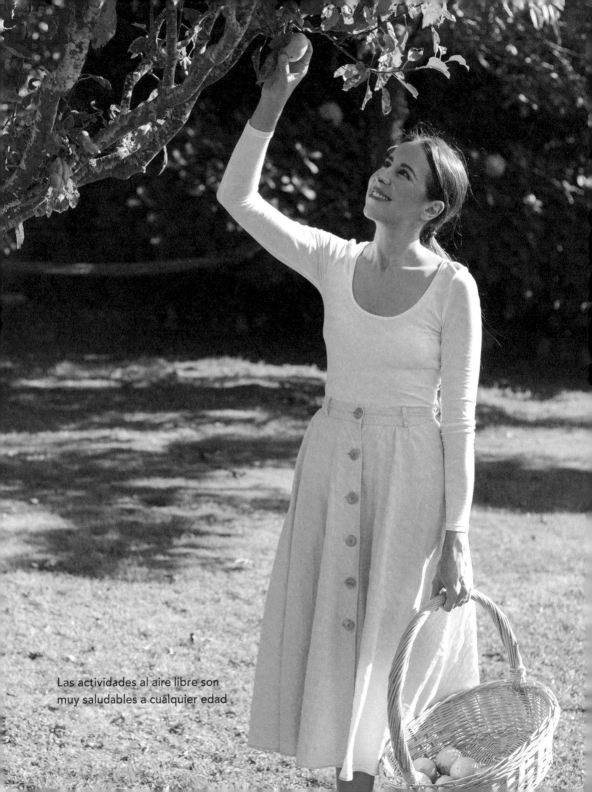

Las actividades al aire libre son muy saludables a cualquier edad

EPÍLOGO

A lo largo de este libro, hemos profundizado sobre las necesidades humanas para que podamos darles espacio en nuestras vidas, satisfacerlas y conseguir un mayor nivel de bienestar mental, emocional, físico y relacional. También hemos hablado de las falacias más comunes que nos encontramos acerca de «la mujer» o «las mujeres» que pueden estar limitándonos de una manera inconsciente, para poder entenderlas y trascenderlas, es decir, dejarlas en el pasado. Y, por último, hemos abordado el tema del cuidado facial y corporal para completar nuestro bienestar.

Son muchas las cuestiones que tener en cuenta, y seguro que ya sois muy conocedoras de algunas, y otras puede que requieran un poco más de vuestra atención. Algunas querréis emprender varias tareas de golpe y otras preferiréis ir poco a poco. También tened en cuenta que a veces un pequeño cambio puede propiciar un efecto «bola de nieve» y producir grandes mejoras. A lo mejor podemos empezar por hacer ejercicio, por mejorar nuestra dieta o por atrevernos a trabajar nuestros dolores emocionales más sensibles; lo importante es que sigáis vuestro propio ritmo, respetándolo y reconociéndolo como válido para vosotras. Esto es uno de los mensajes más importantes que quiero transmitiros, el que os escuchéis y que confiéis en vuestro propio proceso.

También me gustaría reflexionar sobre cómo el momento histórico en el que estamos inmersos puede afectar al trabajo terapéutico y a nuestra mirada hacia él. Las ideas que subyacen al capitalismo extremo y patriarcal del «crecimiento ilimitado», de estar siempre en búsqueda constante y en competición constante tan obvios a nivel económico y social, puede que influyan en tendencias terapéuticas; en concreto podemos encontrar muy a menudo las palabras «crecimiento personal». Si lo pensamos bien, en realidad, los adultos no crecen, crecen los niños. Esta obsesión por crecer, por ganar más, también afecta a la psicología y podemos caer en la obsesión de realizar todo tipo de terapias de manera compulsiva como si fuera una competición. También puede que estas ideas medievales y arcaicas que comentábamos en el apartado de falacias

https://www.ncbi.nlm.nih.gov/
pubmed/31450018

https://www.newscientist.com/
article/2164602-calorie-restriction-may-
extend-lifespan-by-changing-your-
sleep/

https://www.paulineroseclance.com/pdf/ip_
high_achieving_women.pdf

https://www.researchgate.net/
publication/254240692_The_Role_of_
Nature-Based_Experiences_in_the_
Development_and_Maintenance_of_
Wellness

https://www.researchgate.net/scientific-
contributions/29102935_Daniel_J_Siegel

https://www.sciencedirect.com/science/
article/abs/pii/S0006295209010624

https://www.sciencedirect.com/science/
article/pii/S2214750017300288

https://www.sgi.org/es/acerca-de-nosotros/
conceptos-budistas/diez-estados.html

https://www.webmd.com/sex-relationships/
guide/sex-and-health#3, consultado el
18 de septiembre de 2019.

https://www.who.int/dietphysicalactivity/
factsheet_recommendations/es/
consultado el 18 de septiembre de 2019.

https://www.who.int/es/news-room/fact-
sheets/detail/healthy-diet

https://www.who.int/features/qa/cancer-
red-meat/es/ consultado el 9 de
septiembre de 2019.

https://www.who.int/uv/resources/FAQ/
uvhealtfac/en/index1.html

.